YOGA FOR LIFE

A JOURNEY TO INNER PEACE AND FREEDOM

遇见瑜伽，
遇见最好的自己

〔美〕科琳·瑟依曼·伊 著

王岑卉 译

南海出版公司

如果一位女性说出了自己人生的真相，会发生什么事？
整个世界会彻底敞开。

——穆里尔·鲁凯泽《凯绥·珂勒惠支》

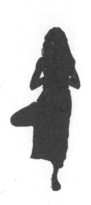

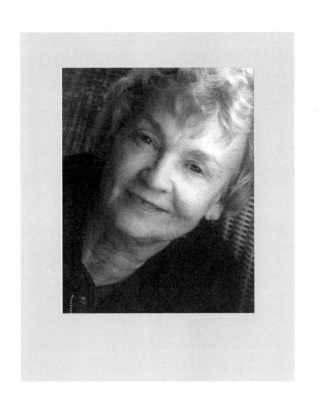

谨将本书献给一位坚强、好胜的爱尔兰女性，

她向我展示了爱是什么。

我好想你，妈妈。

媒体评价

科琳讲述了自己的故事，以及瑜伽如何帮助她解开日常生活中的种种困扰与各类创伤拧成的死结。她提供的瑜伽解决方案就像一只急救箱。这本书绝对是你的家庭健康藏书中的必备。

——马克·海曼（Mark Hyman），医学博士，克利夫兰功能医学临床中心，

著有《血糖疗法十日排毒餐》（*The Blood Sugar Solution 10-Day Detox Diet*）

科琳·瑟依曼·伊的一生可谓跌宕起伏。幸运的是，她最终遇到了瑜伽。她的故事、洞察和瑜伽串联动作会改善你的情绪、身体和心理健康，帮你实现心灵的平静和自由。

——弗兰克·李普曼（Frank Lipman），医学博士，著有《复生》（*Revive*）

作为女人、母亲和朋友，科琳时刻以她的爱和善良激励着我。她教诲我：瑜伽就像呼吸一样简单。阅读她的作品，就像跟一位坦诚、慈爱，全心全意关怀你的朋友进行一次女人之间的对话，激励人心，带来鼓舞和力量。这本书能使你听到自己灵魂深处的声音，重新认识自己。同时也提供了脚踏实地的方案，将你武装到牙齿，帮助你踏上美好人生的征程。

——唐娜·卡兰（Donna Karan），

"唐娜·卡兰纽约"和"都市禅修"的创始人兼首席设计师

《遇见瑜伽，遇见最好的自己》中绝妙的指导和串联动作会帮助读者挣脱压力、疲劳、不良情绪等负面感受的束缚。科琳的自白用自身的经验之谈教会我们拥抱自己的阴暗面。我要向所有想获得自由的人强烈推荐这本书。

——理查德·弗里曼（Richard Freeman），著有《瑜伽之镜》（*The Mirror of Yoga*）

像圣雄甘地一样，科琳也主张非暴力，相信真理的力量。她坦诚地讲述了自己的故事，没有矫饰，没有伪装，没有畏惧，每个字都在传递喜悦、感恩和慈悲。在这本回忆录里，你不会看到任何指责或抱怨，因为它讲述了一个了不起的女人历经艰难险阻之后，拥有的化阻碍为机遇、化腐朽为神奇的能力。瑜伽已经融入了她的生命，也改变了她的人生，现在，她要用这些来帮助我们创造奇迹。

——莎朗·甘农（Sharon Gannon），吉瓦穆克提瑜伽馆

科琳是个内心强大的女人，我从她身上看到了智慧，她的讲述如同姐妹之间的倾诉。她已经习惯于生活中每次疯狂的转变，继而深入探寻内心。现在，她又教导我们该怎么做。她的坦诚直白会让你敞开心扉，重新审视自己的故事，赋予你寻找自由的勇气。科琳以有趣、动人、充满慈爱的方式帮助女性摆脱自卑，耻辱的感受，发出自己的声音。她的作品帮助我通过体式、反省和善意得到快乐和满足。这本书可谓宝库。

——克里斯·卡尔（Kris Carr），著有《去你的癌症》（*Crazy Sexy Cancer Tips*）

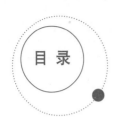

目 录

CONTENTS

引言 知足

第一章 根源
瑜伽体位串联：稳固，开放，滋养   / 003

第二章 创伤
瑜伽体位串联：缓解焦虑，抚平创伤   / 021

第三章 上瘾
瑜伽体位串联：观察自我，改掉习惯   / 037

第四章 宽恕
瑜伽体位串联：关爱自己，善待自己   / 051

第五章 自信
瑜伽体位串联：积聚勇气，脚踏实地   / 071

第六章 觉醒
瑜伽体位串联：全新视角，彻底颠覆   / 089

第七章 奉献
瑜伽体位串联：困难时期，微妙练习   / 105

第八章 混乱
瑜伽体位串联：高度专注   / 121

第九章 恐惧
瑜伽体位串联：直面恐惧   / 135

第十章 期待
瑜伽体位串联：抛开预设   / 155

第十一章 真实
瑜伽体位串联：求真求实   / 173

第十二章 大爱
瑜伽体位串联：寻找平衡   / 203

第十三章 女人
瑜伽体位串联：相信直觉，敢于发声   / 229

第十四章 平和
瑜伽体位串联：彻底放松   / 243

后记   / 257

致谢   / 261

资料来源   / 264

引用许可   / 265

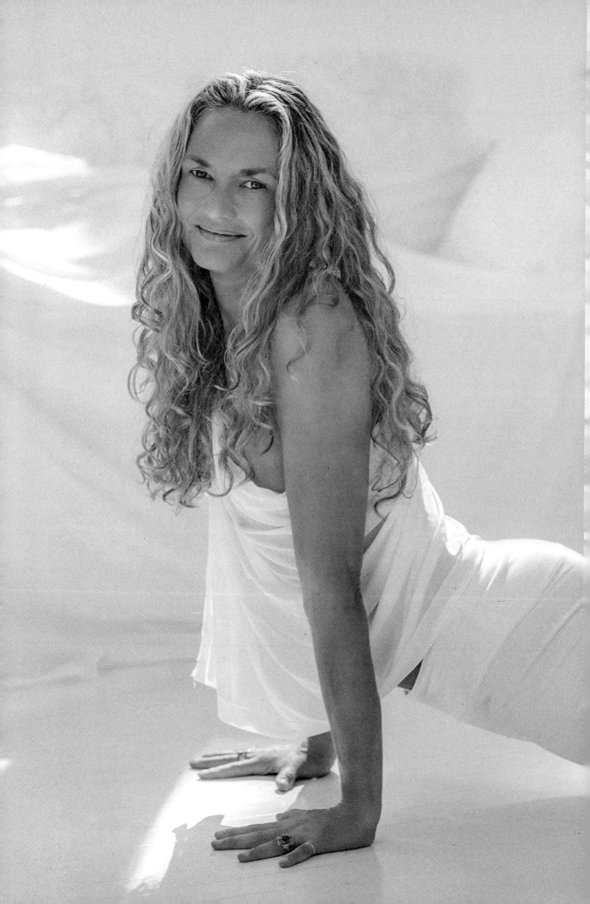

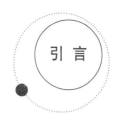
知足

　　我见过女人的胸部、足弓和骨盆，见过她们头部摆放的位置。我见过女人拼命挣扎，害怕自己一旦放慢速度，一切都会土崩瓦解。我见过女人因容颜老去而羞愧不已，觉得自己不值得别人去爱。我见过女人彻底崩溃的样子。

　　我也见过女人的完美主义、勇气、善良和优雅。我们女人可以挺胸抬头，脚踏实地，保持平衡。我们可以抬高双腿，放松面部，可以充满自信、轻松自在地在这个世界上生活。

　　二十多年来，我给成千上万的女人（和男人）教过瑜伽。女人既美丽又强大，但我们总是充满痛苦，包括身体、情感、心理上的痛苦。它们通常来自过去或当下的创伤。在个人的生活或职业生涯里，我们总在担心未来可能发生的事。我瑜伽班上的女学员要应对上瘾、减肥、感情、竞争、做母亲和无法说出真相等问题。这些事情会导致身体僵硬、紧绷。瑜伽为我们提供了有效的工具，帮我们跨越障碍，找到自由、快乐和感恩之心。我懂得为什么女人会来练瑜伽，因为她们想找回自己缺失的东西。看着这些女人找到看问题的全新方式，重新爱上自己的身体，对我来说是一种非常鼓舞人心的体验。

　　在做职业模特的三十年里，我常常感到困惑，不知道自己除了外表还有什么价值。我经历过成功，也经历过创伤。我一直在寻找超越视觉、听觉、嗅觉、味觉、触觉的神秘存在，也曾通过祈祷、剧烈运动和服用药物瞥见过一眼。然而，是瑜伽让我找回了自己。它让我意识到，自己追寻的东西其实一直藏在内心深处。我要做的事，就是不再逃避。

我的瑜伽之旅开始于 1987 年。当时，有个朋友喊我一起去纽约城里上瑜伽课。课程结束后，我有了和过去完全不同的感受。我走上街头，所有的光亮、色彩、气味都和过去不一样了，一切都显得那么清晰，那么明澈。我发生了重要的改变，瑜伽让我敞开了心扉。我以一种全新的方式体验生活，感到活力十足。

我最初的瑜伽老师莎朗·甘农对瑜伽的定义是："瑜伽是一种没有任何东西缺失的状态。"我很喜欢这个定义。我们上一次觉得没有任何东西缺失是什么时候？恐怕还是在妈妈肚子里的时候吧。

梵文词"Satya"的意思是"真"。我们很多人都在欺骗自己。我们戴着希望别人看见的面具，把真实的自己隐藏起来。我们既躲着别人，也躲着自己。在瑜伽的"真"里，没有任何东西缺失，我们彻彻底底地活在当下。

即使是经过多年修行和研究，我也不能说自己懂得了什么是开悟，或者瑜伽能不能让我开悟。但我知道，瑜伽能缓解压力、改善体态、促进循环和消化，让关节和肌肉更加灵活。瑜伽或许是最好的抗衰老疗法，还能让我们达到理想体重。瑜伽能缓解疼痛，抗击抑郁，让你变得更善良，更有慈悲心。它能锻炼身体，稳定心神。瑜伽能照亮我们的灵性，让我们摆脱过往经历的束缚，避免妄自菲薄。

通过呼吸、专注和体式向内探索时，你会意识到，自己刚刚说的话、做的事、想的东西是让自己觉得难受还是舒服。几年前的一天，我四岁的侄子约翰尼跟我大哥马克说话。约翰尼说："马克叔叔，我真的很爱每个人！"马克回答说："约翰尼，真的吗？我不是每个人都爱。事实上，我还有敌人呢。"约翰尼摇了摇头，说："这太糟糕了，马克叔叔。你心里一定很难受。"这种意识是通往正念、正言、正业，甚至是正定的第一步。事情就是这么简单。

有一天晚上，我和丈夫罗德尼在浏览视频网站 YouTube 时偶然看见了费欧娜·艾波的演唱会视频。那一刻的我，犹如醍醐灌顶。我想，这个女人讲述了自己身体真正的故事。她不擅长跳舞，大大咧咧的，没有意识到自己有多美，但她身上有一种独特、真诚的特质。她带着伤口和缺陷，真实地表达自己。她什么也不隐瞒，不怕表现得脆弱，不怕通过言论和行为暴露自己。

大胆和真诚让她的舞姿显得魅力十足，它穿透了我的内心深处。当你双手合十，对别人说"你好"的时候，你的意思是"我内在最珍贵的神性佛性，向你内在至高无上的神性佛性顶礼致敬"。费欧娜·艾波的这次演出，就是她的身体对我的身体的致敬。我希望在生活中、教学中和这本书里，自己能有勇气像她舞动时一样真诚。

瑜伽会帮助你察觉自己固守的习惯，进而学会放下，达到"真"的境界。练瑜伽的时候，你和身体亲密无间。很多人一辈子都在忽视自己的身体，或是和自己的身体作斗争。练瑜伽可以引出大多数人极力防备或避免的情绪。我们的身体很聪明，比头脑更接近"真"的源泉，但我们很少倾听藏在体内的智慧的声音。

我成为瑜伽老师，是因为我知道瑜伽能带来真正的改变，我也亲身体验过这种改变。瑜伽让我接受了自己的身体，变得更加真诚。它帮助我重新发现了身体，发出了自己的声音。

在现代瑜伽界，瑜伽行者往往会被贴上标签。人们会觉得，练瑜伽的不是禁欲人士，就是邪教成员，或者是喜欢抱大树、吃燕麦的嬉皮士。我要告诉你，现在的瑜伽行者可以是任何人，甚至可以是生在印第安纳州中心地带的爱尔兰与意大利混血儿姑娘。

瑜伽让我有了一个大家庭，那就是我的瑜伽团体，一群愿意挥洒汗水追求身心合一的人。瑜伽让我们需要感受和理解的东西浮现了出来。当代最有影响力的瑜伽老师，已故的艾扬格大师说过，你能和别人多亲密，取决于你能和自己多亲密。无论是独自一人还是融入集体，我们都在用瑜伽揭示自己的本质。瑜伽会剥开一层又一层的伪装，揭露一直以来存在的真相。就像鲍勃·迪伦的歌词一样："宝贝，那些根本没有遗失的东西，你还要寻找多久？"

这本书讲述了一个女人的生活，讲述了我和瑜伽的故事。这个故事并不总是那么美妙，但我保证，在我记忆力允许的范围内，它足够真实。我试着从自己的人生旅途中汲取一些有意义的经验教训，将它们融入一套套独特的串联动作。缓解痛苦的串联动作注重舒缓和滋养，关注成长的串联动作注重引导你获得独特的洞察力。我设计的串联动作主要针对疏离、上瘾、缺乏安全感等问题，帮助你说出心声，学会接受，学会去爱。

瑜伽串联动作的目标是影响身体、心理和情感。其中的关键在于观察和倾听自己的身体，增加与身体的亲密程度，理解每个体式的原理和作用，哪种瑜伽体式、调息法和冥想能带来最大的平和（这里说的不仅仅是缓解关节疼痛，还包括平复心情，舒缓神经系统，让生活变得宁静平和）。我们每天都有自己的"串联动作"。如果你要送孩子上学，去银行取钱，去邮局取包裹，去杂货店买东西，你就会给这些任务排序。身体也是一样。瑜伽包含一系列技巧，其中就包括教你弄清练瑜伽和过日子的正确顺序。

在这本书里，美妙的瑜伽世界正等着你！我希望，我设计的串联动作能帮你找到"真我"。

我现年五十五岁，婚姻美满，不滥用药物，是个素食主义者。我不再追求人工合成物制造的兴奋，因为我已经学会领略日常之美。我懂得了，最美妙的兴奋存在于未经修饰、简单原始的喜悦和悲伤之中。瑜伽让我在水波上穿行，在泥沼中打坐，同时清晰地看见湖底的"真我"。

我希望本书也能让你做到这一点。双手合十，向你致意。

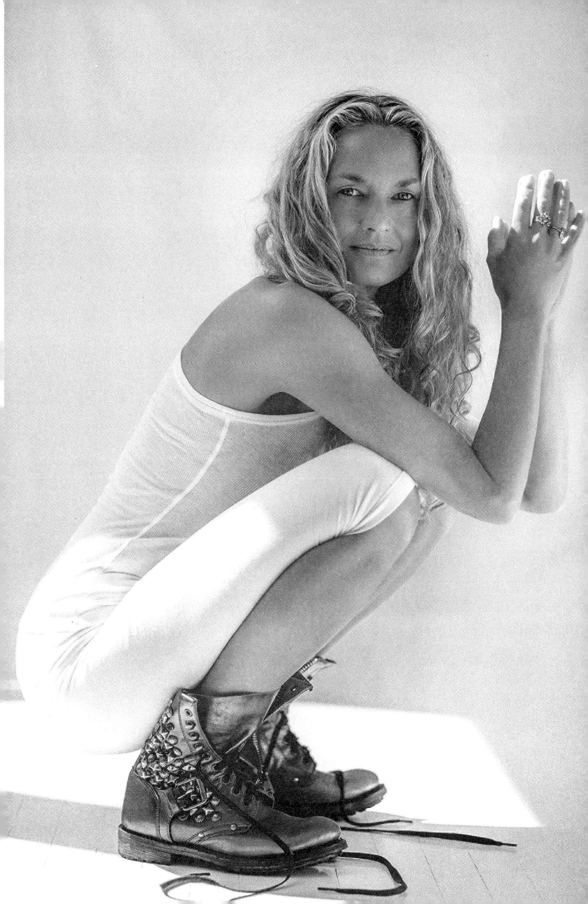

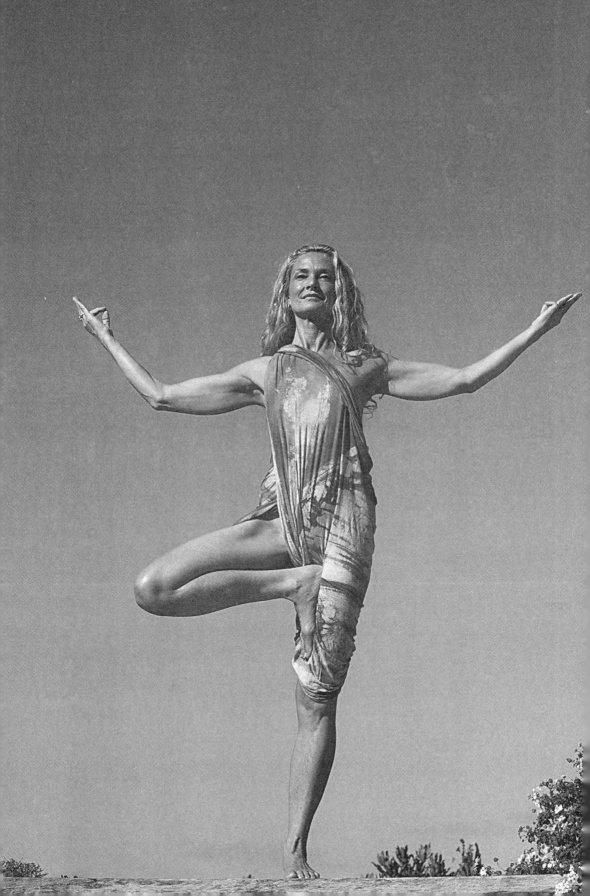

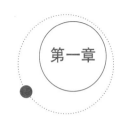

第一章

根源

静下来吧，我的心，这些大树都是祈祷者啊！

——泰戈尔《飞鸟集》

有一个场景永久地铭刻在我的脑海里。那是 1967 年，在印第安纳州一个名叫布拉夫顿的农牧小镇上，一幢大房子的厨房里。我们一家人刚刚从纽约州的康宁市搬来这里。屋里到处是空荡荡的纸箱，正好成了我们玩躲猫猫的好地方。七岁的我爬进了一只纸箱，当时的小身板刚好能蜷在里面。我从箱子里偷看妈妈。她站在屋子的另一端，望着窗外，一手端着咖啡，一手夹着香烟。她似乎在发呆，泪水像断了线的珍珠一样，大滴大滴地滑下她的脸颊。她在轻声祷告。独自一人的时候，她经常会这么做。我很困惑。我想，这个年纪的人应该不会哭了才对。她可能是发现我掐了弟弟尼克，抢了他的玩具。我讨厌他总是装成乖宝宝，老老实实地穿着两只鞋。我无助地盯着妈妈，像被催眠了一样，眼睁睁看着烟灰越来越长。我知道，自己的任务是让她开心起来。我要做个完美的好孩子。

几天后，我尽可能装作满不在乎地问："妈妈，你为什么那么伤心？""我好想我的那些大树。"她说。

如今，当我站在自家窗口，手里端着茶杯，凝视窗外美丽的参天大树时，我真希望能告诉妈妈，我理解了她与大树之间的羁绊。如今，我意识到了，那天早上，妈妈是在以自己的方式做瑜伽。她朝着窗外练习凝视法（Drishti），回忆自己心爱的大树。凝视法是瑜伽里一种温和的目光聚焦方式。她通过充满和排空肺部让自己平静下来，就像在练调息法（Pranayama），那是瑜伽里的一种呼吸练习。不过，她的练习里加了一根烟。她一遍又一遍地默默祷告。在瑜伽里，我们称之为梵唱（Mantra）。凝视、调息和梵唱都能让心情平静下来，为冥想做好准备。泪水表明她敞开了胸怀，愿意感受自己的悲伤，而不是掩盖它。啊，我妈妈竟然也是个瑜伽行者！谁知道呢？我过去一直觉得瑜伽是我自己发现的，跟她教给我的东西完全不同。

∧ – ∧

"家庭！"我爸爸会故意用意大利口音这么说，"家庭是人生最重要的东西，你应该为家庭付出一切。"我们泽洛一家来自纽约州的康宁市，我爸爸尼克是康宁玻璃工厂"三班倒"的工头。他的上下班时间和别人不一样，第一个星期是从早上八

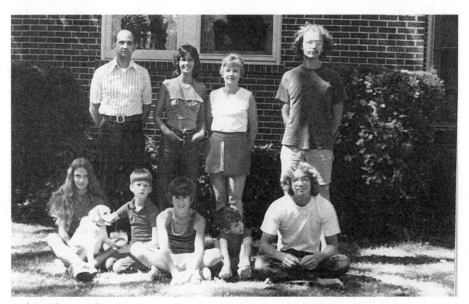

泽洛一家，1972年
（后排左起）爸爸、佩吉、妈妈、马克
（前排左起）我（抱着小狗波可）、埃德、尼克、约翰、乔

点上到下午四点，第二个星期是从下午四点上到半夜，第三个星期是从半夜上到早上八点，就这样周而复始，每个星期只能休息一天。他的工作日程严重影响了我们的家庭生活。妈妈总是"嘘"我们，让我们别吵醒爸爸。有些时候他能跟我们一起吃晚餐，那是我们最开心的时候。我们特别希望爸爸能正常上下班，这样我们一家人就能在一起多待一会儿了。

有一天，爸爸妈妈把我们这些孩子聚在了客厅里。当时家里有五个孩子，从大到小是马克、乔、佩吉、我和尼克。马克十四岁，其他人依次差两岁。"你们猜怎么着？"爸爸宣布，"我们要搬去印第安纳了。我要去那边的康宁工厂工作。以后，我就能像其他爸爸一样正常上下班了，朝九晚五！"八岁的我心想："哦，太棒了！那我们以后白天能可劲玩，再也不用担心爸爸从卧室跑出来骂人，说我们吵醒他了。"

我们小一些的孩子不懂什么叫"搬家"，但马克和乔知道，他们都气鼓鼓的。直到现在，乔还说，离开康宁就像被人从温暖的被窝里拽出来，光溜溜地拖过冰冷的河岸，这让他一下子变得火冒三丈。

搬家让我们远离了心爱的家乡。在那里，家庭和社区就是我们的一切。在康宁，我们家对面就是圣文森特·德·保罗天主教堂和学校。我们家的生活和整个意大利-爱尔兰社区一样，都以圣文森特教堂为中心。每个星期天教堂的钟声响起时，会有数百人走进那扇橡木大门。弥撒结束后，大门重新打开，人们都走出来。大家都穿着节日盛装，互相开玩笑，交换小道消息。我的几个兄弟都做过祭坛侍童（我嫉妒得要命），也在弥撒结束后卖过报纸。

我是教会之女。小时候，我告诉每个人，我长大以后要做修女，就像我一年级的老师科马克嬷嬷一样。每年万圣节我都会扮成修女。有一年，哥哥乔告诉我，我应该把枕头塞进袍子里，打扮成怀孕的修女。我不知道为什么不能这么做，也不知道为什么每个人都笑话我。

我妈妈几乎每天都去参加弥撒，从来没有错过一次告解。她总是一手握着念珠，一手夹着香烟。我一直深信她和圣母马利亚有直接的血缘关系。如果妈妈不是总在怀孕，我肯定会说，她是圣母马利亚的轮回转世。

最终，我对天主教会失望了。我从小就相信神父是耶稣基督在世间的代理人，当恋童癖的指控甚嚣尘上时，我感到沮丧不已。我也看到了教义条文的危害。《圣经》说我们每个人都是罪人，生来就要受苦，需要得到救赎。这些教条折磨着我妈妈，让她充满负罪感。

从很多方面来看，瑜伽构成了我的教会，虽说我并不认为它是一种宗教。瑜伽和宗教都是让一群人聚集起来，进行一个多小时的分享，内容都包含感受静默、聆听教诲、读经和唱诵。蜡烛和熏香会让人联想到弥撒。在瑜伽教室里，当学员们以挺尸式做最后的仰卧放松时，我常常会放宗教音乐，比如《圣母颂》或《奇异恩典》。音乐能让我们深刻意识到自身的存在。过去的十七年里，我每个星期天早上都教瑜伽，这绝不仅仅是个巧合。或许我们的"周日盛装"不过是莱卡面料的瑜伽服，但我们聚在一起练习瑜伽，是为了思考怎样在日常生活中彰显爱和慈悲。备课的时候，我通常会选择一个特定的主题（和布道的主题很相似），围绕这个主题编排瑜伽串联动作，每节课末尾还会读一段文章。这些主题往往和瑜伽的戒律有关，瑜伽的戒律又称为"制戒"（Yama）和"内制"（Niyama），具体包括不杀生、不妄言、不偷盗、不邪淫、不贪求和洁净、知足、苦行、自修、奉神。

∧ – ∧

1967年8月一个炎热的夏日，我们全家人挤进了一辆福特乡绅旅行车，朝着印第安纳和新生活进发了。爸爸会时不时停下车，让妈妈冲着车窗外面呕吐。马克和我对视了一眼。啊，妈妈又怀孕了。她没有告诉我们，但马克和我都知道。马克简直气坏了。他年纪已经足够大了，看得出靠工人的工资养活五个孩子有多难。为什么爸爸妈妈还要生孩子啊？

我们带着旅行箱、微薄的财产和所有的情感包袱来到了布拉夫顿。这里最多的是德国人和阿米什人①，我们是极少数意大利家庭之一。没有人过来和我们打招呼。这里的天主教堂建在镇边上，星期日集会的规模跟康宁没法比。

在瑜伽哲学里，与他人疏离被视为痛苦的根源之一。印度灵性导师尼萨伽达塔②说，如果你觉得自己和他人疏离了，那么，你就无法投入地去爱他们。疏离带来恐惧，恐惧加深异化，异化深化恐惧，这是一个恶性循环。现在回想起来，我看得出布拉夫顿的人是怎么制造疏离的。中西部的孩子们嘲笑我们，因为我们"a"的发音跟他们不一样，我们夏天穿运动袜在脚踝上留下了印子。当地男孩开始找碴儿，想跟我哥打架，但他们很快发现这不是个好主意。乔脑筋转得特别快，几句话就能把对方骂得丢盔弃甲。有一天，当地最凶悍、块头最大的一群孩子想戏弄乔，反而被他嘲讽了一番。有个孩子打了乔一拳，马克立马追了上去。对方朝马克一个头槌，反而被撞掉两颗门牙。马克把那个家伙的机车夹克扯了下来，把那群浑小子打得屁滚尿流。总而言之，泽洛家的男孩在当地赢得了不少尊重。

∧ – ∧

暴力行为有没有受到警告？在《瑜伽经》里，第一戒律就是不杀生（Ahimsa），意思是不使用暴力，不伤害他人。这不但包括肢体上的暴力，还包括思想和语言上的暴力。非暴力并不意味着"和平主义"，它意味着我们要对自己的暴行负责，应该努力阻止他人造成伤害。《薄伽梵歌》是印度史诗《摩诃婆罗多》中的一支颂歌，讲述了战士阿周那王子的故事。阿周那即将披挂上阵，因为保护子民是他的正法（Dharma），也就是天职、义务或人生目标。他和上师黑天讨论了自己的困境，因为有一些他被迫袭击（并杀死）的敌人是他的亲人和老师。黑天让他振作起来，遵照人生目标采取行动。黑天表示，关键在于他做这些事是出于牺牲和奉献的无私

---

① 阿米什人（Amish）是基督新教再洗礼派的一个分支，以拒绝汽车和电力等现代设施、过简朴生活而闻名。

② 尼萨伽达塔·马哈拉吉（Nisargadatta Maharaj, 1897—1981），印度古鲁。

精神，这和出于自私或愤怒会带来完全不同的结果。

《薄伽梵歌》对暴力问题的看法一直让我觉得不舒服。但我知道这个问题必须加以探讨，而且它没有一个简单的答案。如果我发现有人在虐待我女儿，或者其他任何一个孩子，我想自己一定会采用暴力。通过采用暴力，我是不是拯救了其他孩子，让他们免于同样的命运？有时候，暴力行为是很难评判的。对伤害自己家人的浑蛋挥拳，和用难听的话辱骂你的亲人，是一样的事吗？瑜伽行者会花一辈子时间思考"非暴力"。我不确定自己能否过上非暴力的生活，但思考自己的行为结果已经是个很好的开端。

搬到布拉夫顿头几年，我们所有的道德戒律几乎都受到了挑战，无论是基督教里的"爱邻如己"还是瑜伽里的"不杀生"。孩子们经常朝我们家丢鸡蛋。有一天，我们醒来时发现汽车轮胎被人划了，挡风玻璃上还贴了一张纸，上面潦草地写着："轮胎放光光，鬼佬滚光光（我以前从来没有听过"鬼佬"这个词，是马克解释给我听的）。"后来，我听说在通往布拉夫顿的大桥上贴着另一条标语："太阳下山，黑鬼滚开。"虽然我讨厌任何形式的暴力，但我同意《薄伽梵歌》里说的："有些时候，没有主动抵制就是一种被动的暴力行为。"

∧－∧

迁移是人生的重要组成部分。走出舒适区，让我们有机会呼吸新鲜空气。我们大多数人都抱着熟悉的东西不放，这很可能会扼杀灵性的生长。想让某件东西永远保存下去，往往会导致沮丧和悲伤，因为这是不可能办到的。我们应该记住，现实中的一切都在变化，正如树木一年四季的变化。搬到布拉夫顿让我们远离舒适的生活，就像冥想老师会用棍子敲你，让你从梦中醒来。

幸运的是，爸爸妈妈组成了一个充满爱意的大家庭。他们深爱对方。直到今天，爸爸还会说他第一次在学校舞会上见到妈妈的故事。她当年只有十六岁，是个漂亮的爱尔兰女孩，全名是玛格丽特·里佳娜·凯利，不过亲戚朋友都叫她"简"。爸爸当时十九岁，在海军服了两年役，马上要高中毕业了。爸爸对妈妈一见钟情，但郁闷地发现她还太小。他给她写了字条，附上了一枚硬币和一袋石头。字条上写着，硬币是等她年满十八周岁时给他打电话用的，石头用来扔在此期间约她出去的男孩。一年后，她请朋友到酒吧找爸爸，让他出来一下。

"尼克，石头全扔光了。"她说。

第二天，他们开始了第一次约会。

几个月后，根据《退伍军人法案》（GI Bill），爸爸要去上大学了。妈妈去跟他告别。他的车上堆满了行李，再过一小时就要上路了。

"你会等我吗？"他问她。

"如果你在这里的话，我会很高兴和你约会。但我不会做出任何承诺，我会跟其他人约会的。"她说。

爸爸顿时傻眼了，他可不想失去自己的爱尔兰恋人。他把行李卸了下来，放弃了上大学的机会。同一年，爸爸妈妈就喜结连理了。

我从小就以为，所有的爸爸妈妈都像我的父母一样恩爱。尽管爸爸的上下班时间很疯狂，一家人的生活常常捉襟见肘，但他们俩总是爱意浓浓。准备晚餐的时候，他会从背后抱住妈妈，弯下腰，在她耳边轻声细语，把她逗得咯咯傻笑，满脸通红。她会假装生气地把他推开。爸爸常常开玩笑说："每次我把裤子挂在床柱上，你妈妈就会怀孕。"有那么一阵子，我姐姐佩吉深信孩子就是这么生出来的。

没过多久，泽洛一家就成了传奇。在那个保守的印第安纳小镇上，我们是有七个聪明顽皮的孩子的意大利-爱尔兰家庭。在布拉夫顿度过的青少年时期，就像詹姆斯·迪恩①电影里的场景。男生们开着车在街上乱转，引擎轰鸣，吸引女生。

---

① 詹姆斯·迪恩（James Dean, 1931—1955），著名美国电影演员，在电影《无因的反叛》（*Rebel Without a Cause*）和《伊甸园之东》（*East of Eden*）中演绎的颓废沉沦青年形象深入人心。

我们的生活中充斥着约会、篮球、棒球、田径比赛、教会和学校鼓号队（我在里面当鼓手）。

孩子就是妈妈的一切。她身材矮小但脾气火暴，尤其是当她觉得有人威胁到了自己的孩子时。我两个哥哥都留着长发，而布拉夫顿的警察会把长发男生抓进局子里，给他们来个快速理发。爸爸妈妈几乎从不离开镇上，但我外公去世之后，他们要去纽约参加葬礼。在此之前，妈妈大摇大摆地走进派出所，大声宣布："我儿子现在留长发，等我回来的时候，他们最好还是长发！"哥哥确实保住了长发。

在布拉夫顿，尽管妈妈尽了最大的努力掩饰，我还是能感觉到她的悲伤。我开始把情绪藏在心底，把注意力全放在自己能掌控的东西上。我成了完美主义者，痴迷于取得好成绩。这既是为了让爸爸妈妈开心，也是为了在家里的一群男孩中表现自己。三年级的时候，我得到了全 A+ 的好成绩。十一岁的时候，我开始胃痛，疼得蜷成一团。后来，我被查出得了胃溃疡。

我上初中的时候，有一天晚上，妈妈发现我凌晨两点还在埋头苦战，一遍又一遍地重写家庭作业。"科琳，没有比 A+ 更好的成绩了！"她恳求我，"你必须去睡觉！"几天后，我带回了一张写着 A++ 的成绩单。从那时起，爸爸妈妈就试图贿赂我，让我拿个 B 就够了。不过这招没有奏效。

我能感觉到，妈妈如此悲伤还有其他原因，她的灵魂深处还藏着阴影。她小时候家里穷得要命，外公是个酒鬼。她的童年时光充满了饥饿、寒冷和恐惧。她从来不跟我们说，但舅舅来家里做客时我会在旁边偷听，听他们说外公喝醉回家后的故事，说他是怎么大声嚷嚷，解下皮带威胁大家，追着他们在屋里四处逃的。我听他们说，慈善机构会把旧衣服送到家里，但妈妈不好意思穿。因为她当时的体重只有八十磅（约合七十二斤），那些衣服对她来说太大了。他们回忆说，有时候每个孩子只能分到一片面包，妈妈会努力把面包压扁，好能多吃上一阵子。她会把面包压在枕头下面，每次只吃一小块。他们提到，外婆把餐桌劈了当柴烧，因为她觉得孩子们可能会被冻死。

妈妈晚年的时候，我请她说说自己的童年。她哭着说，每当听到酩酊大醉的外公深夜回家的脚步声，她就会屏住呼吸，祈祷自己不会被从床上拽起来，被迫给他和他的酒肉朋友们弹琴助兴。这让我恍然大悟。妈妈弹得一手好钢琴，但她弹的曲子总是那么悲伤，因为她只在伤心的时候弹琴。我知道她的灵性修为很深，但她体内深埋着秘密、创伤和负罪感。艾扬格大师说，人的身体就像一幅路线图，记录着我们所有的经历。我相信，是家史带给妈妈的耻辱和伤悲让她得了病。她患有心脏病、甲状腺疾病、静脉曲张、结肠炎和憩室炎。宗教没有抚慰她的悲伤，也没有治愈她的身体。

我希望能用瑜伽体位法抚平她的创伤。坐姿扭转可以按摩体内器官，给它们输送新鲜的血液；瑜伽抱枕辅助的恢复性后弯能够缓解心绞痛，开启紧闭的喉咙；前曲有助于减少压力，降低血压；后弯则有助于消除抑郁。人生的最后几年里，她渐渐明白，瑜伽不是魔鬼的把戏，也不是什么邪教法术。她甚至会跟着我送她的 DVD 做椅上瑜伽。我认为妈妈也是一位瑜伽行者。

瑜伽体位串联：稳固，开放，滋养

设计这套串联动作的时候，我走进了家里的瑜伽室，把妈妈的照片搁在我和罗德尼用作祭坛的藏式木箱上。她旁边是我们的精神导师——特蕾莎修女、沙吉难陀尊者①、艾扬格大师②、艾扬格大师的内兄克里希那马查③、帕塔比·乔伊斯④和佩玛·丘卓⑤。照片旁边搁着妈妈和外婆的念珠，还有特蕾莎修女诵经加持的念珠。我凝视着妈妈的照片，开始设计能让人脚踏实地的串联动作，对扎根与迁移、永恒与无常、眷恋与分离这些人生主题做出回应。瑜伽的基础体式非常重要。它们就像妈妈一样，是我们需要不断回归的地方。我们先离开，再回归，再离开，再回归。这些体式让我们和大地建立了联系。山式站立的时候，我们能感觉到身体有多敏感。我们在什么情况下会摇晃？在什么地方会失去平衡？大山是有力、可靠、能鼓舞人心的。我们在努力寻找这些特质，它们是练习瑜伽的基础。

保持树式凝视前方，给人一种稳固、平衡的感觉。尽管我妈妈早已远离故土，但她的宗教观念和家庭信念仍然根深蒂固。我练过无数次树式，每一次都能感觉到妈妈的存在。

基础体式让我们用双腿和躯干寻找重心。无论何时，只要你觉得自己失去了平

---

① 沙吉难陀尊者（Swami Satchidananda, 1914—2002），印度人，全球"大全瑜伽"协会创始人，一代瑜伽大师、精神领袖、和平使者。
② 艾扬格（B.K.S. Iyengar,1918—2014），"艾扬格瑜伽"创始人，被认为是20世纪最重要的瑜伽导师。著有多部瑜伽著作和哲学著作。
③ 克里希那马查（Tirumalai Krishnamacharya, 1888—1989），印度瑜伽导师、阿育吠陀医生、学者，被称为"现代瑜伽之父"，哈他瑜伽（Hatha Yoga）的复兴者。
④ 帕塔比·乔伊斯（K. Pattabhi Jois, 1915—2009），印度瑜伽导师。他根据老师克里希那马查的教学，开创并完善了阿斯汤加瑜伽（Ashtanga Yoga）。
⑤ 佩玛·丘卓（Pema Chödrön，1936年生），是在藏传佛教界享有盛名的美国人。她是丘扬·创巴仁波切的弟子，是经过正式任命的比丘尼，也是创巴所创立的香巴拉佛教的传承者。

衡，就可以练习基础体式。如果我错过了航班，或者糟糕的商务会谈让我很沮丧，我就会停下来，练习山式。我关注自己的双脚，观察自己的呼吸，这种身心联系是别人无法从我这里抢走的。练习瑜伽体式的一大挑战是寻找稳固的根基，寻找身体的中央通道。这些通道中流动的是稳固、专注和喜悦。但即使是找到了稳固的根基，我们也知道自己是自然的一部分，一切都处于变化之中。

这套串联动作也很适合精力枯竭或需要滋养的人。你会发现自己与大地紧密相连，体内的紧张一扫而光。这套动作能帮你看到全新的可能性，勇敢而平静地面对外界的挑战。

需要用到的器具：一张瑜伽垫、两块瑜伽砖、三条瑜伽毯、一只瑜伽抱枕（可用卷起的毯子替代）、十磅重的沙袋（或普通家用沙袋）、一把椅子。

仰卧屈膝放松 仰面平躺，双腿分开，与髋部同宽。双脚平行，膝盖弯曲，双膝相碰。双手放在腹部，观察它的起伏，保持十次呼吸。对于疲惫不堪的练习者来说，这个体式能帮助他们放松，过渡到下面的串联动作。我们不会长时间停留在这个体式，因为像我妈妈这样的女人总是停不下来，放慢速度会把她们吓坏。作为起始体式，它会提醒人们放慢速度。

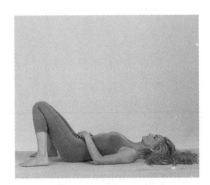

仰卧屈膝放松

全伸展式（Yashtikasana） 双臂贴地，高举过头，双腿贴地，尽量伸展。双手和双脚朝相反的方向充分伸展，直到你感觉到小腹（耻骨和肚脐之间）内出现空洞。保持五次呼吸。后背需要紧贴地面，这样我们才能感觉到大地的支持，感受到自己与地面的联系，这一点非常重要。我想，妈妈练习这个体式时会有稳固的感觉。

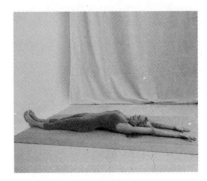

全伸展式

雷电坐（Vajrasana） 双膝跪地，臀部坐在脚后跟上。吸气，双臂伸直，保持平行，高举过头。十指交握后翻转，掌心朝上。保持三次呼吸。呼气，放下双臂，改变十指交握的方式，将非惯用手放在上方。再次将双臂高举过头，保持三次呼吸。这是双腿交叠的初始动作，为稍后的树式做准备。

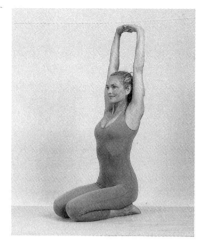

雷电坐

山式（Tadasana） 身体站直，双脚稳稳地踩在地面上，双臂放在身体两侧，自然下垂。感觉身体的重心是怎样从左到右、从前到后微妙地移动的。想象你脚下的根扎得越来越深。以双腿为基础，身体缓缓上提，头部保持平衡，位于脊椎正上方。吸气，感觉你的双脚；呼气，感觉你的胸部。保持十次呼吸。

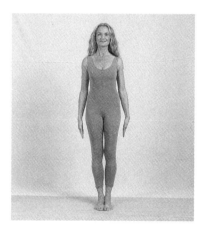

山式

展臂式（Urdhva Hastasana） 用山式开始，吸气，双臂尽量向上伸展。当你打下了坚实的基础，就可以从根部向上延伸了。从腰部开始，向上拉伸，试着用指尖触碰天花板。吸气，感觉你的双脚是如何接触地面的；呼气，双臂继续向上伸展，直到你觉得小腹里出现空洞。保持五次呼吸。

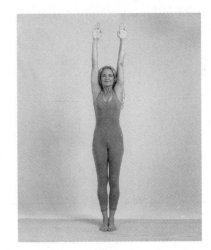

展臂式

树式（Vrikshasana） 保持山式，持续三次呼吸，继续感觉你的双脚像树根一样扎进地面。弯曲右膝，提起右脚，放在左大腿根处，脚后跟尽量贴近腹股沟，以自己觉得舒服为准。双臂伸直，贴着耳朵向上伸展。保持胸部和头部有一种飘浮在半空的感觉。用单腿保持平衡，想象你脚下的根扎得越来越深。凝视距离你六英尺（约一米八）远的一件静物。我妈妈特别爱瞎操心，用这个简单的姿势保持平衡对她来说很有挑战性。用拉姆·达斯[1]的话来说，这会给她创造"活在当下"的机会。保持五次呼吸，身体不要僵硬。放下右脚，抬起左脚，同样保持五次呼吸。

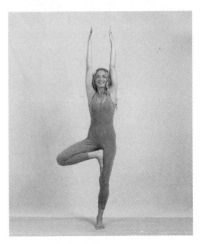

树式

① 拉姆·达斯（Ram Dass，1931年生），美国精神导师，畅销书《活在当下》（Be Here Now）作者。

以**手杖式**（Dandasana）坐在地面上，双腿伸直，腰板挺直（a）。然后，过渡到**长坐单腿屈膝扭转式**（Marichyasana Ⅲ，**圣哲玛里琪三式**），也就是蜷起左腿，脚后跟尽量靠近左坐骨（b）。身体轻松地向左转，右臂抱住左膝。扭转体式能起到一定的治疗作用，可以按摩人体的消化器官和排泄器官。保持五次呼吸，右侧重复同样的动作，然后回到手杖式。

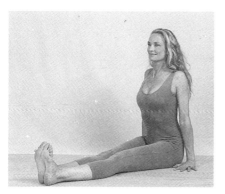

手杖式（a）

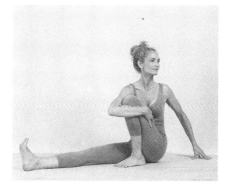

长坐单腿屈膝扭转式（b）

束角式（Baddha Konasana）　保持坐姿，双腿向两侧打开，膝盖弯曲，朝向外侧，脚掌合拢。脚后跟尽量贴近腹股沟，以自己觉得舒服为准。吸气的时候，膝盖微微抬起，脚后跟内侧向下压。呼气的时候，脚后跟外侧向下压，膝盖放松。这个体式有助于消化，我妈妈能从中受益。保持十次呼吸。

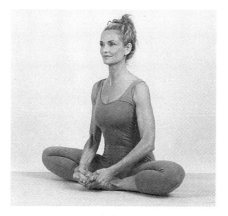

束角式

鱼式（Matsyasana）辅助练习

将抱枕或卷起的毯子平放在瑜伽垫上。仰面平躺，抱枕搁在肩胛骨下面，头部着地。如果脖子觉得不舒服，也可以把头搁在叠起的毯子上。双臂向两侧张开，自然屈肘，掌心朝上。人情绪低落的时候，呼吸会变得又浅又困难。这个体式能打开胸腔，让呼吸变得更轻松。这是一种积极向上的体式。保持十五次呼吸。

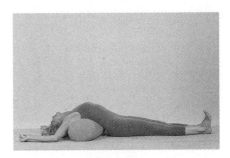

鱼式辅助练习

倒剪式（Viparita Karani Mudra）

在离墙壁约三英寸（约八厘米）的地方放一条叠起的毯子，仰面平躺，骶骨搁在毯子上，双腿向上抬起，搁在墙上（a）。髋骨应该处于毯子和墙壁之间，使身体的正面（从耻骨到肩部）形成一个拱形。如果你的腿筋绷得很紧，可以稍稍弯曲膝盖，或者让身体离墙壁远一些（b）。我妈妈深受腿部静脉曲张之苦，心脏的负担也很重。这种倒立体式有利于下半身静脉血液回流，能够缓解腿部的紧张，促进血液流回心脏。抬起胸部，呼吸就会轻松许多。让头部低于胸部，能起到镇静作用。我发现，在感到压力或疲惫的时候，这个体式能发挥神奇的作用。保持三分钟。

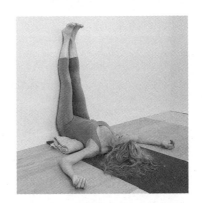

倒剪式（a）

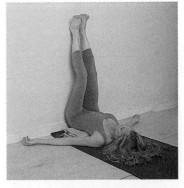

倒剪式（b）

挺尸式（Shavasana） 仰面平躺，双腿伸直，脚后跟稍稍分开（a）。略做调整，找一个你觉得舒服的姿势。双臂放在身体两侧，掌心朝上。为了得到最佳的放松效果，可以用瑜伽带把左右大腿绑在一起，在上面压沙袋或重物，用眼枕遮住眼睛（b）。保持五到十分钟，放松身体，释放压力。

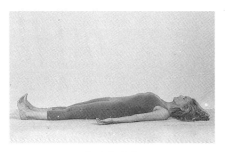

挺尸式（a）

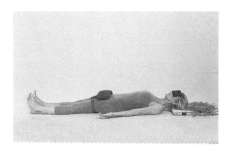

挺尸式变体（b）

这套串联动作的目的是让我们感觉到自身的力量、平衡能力和优秀素质，这些东西能帮我们应对人生中的剧变。我想，它能让妈妈获得勇气和支持。妈妈，你是我们的后盾。现在，这套动作将成为你的后盾，还有所有需要稳定、追求幸福的人的后盾。

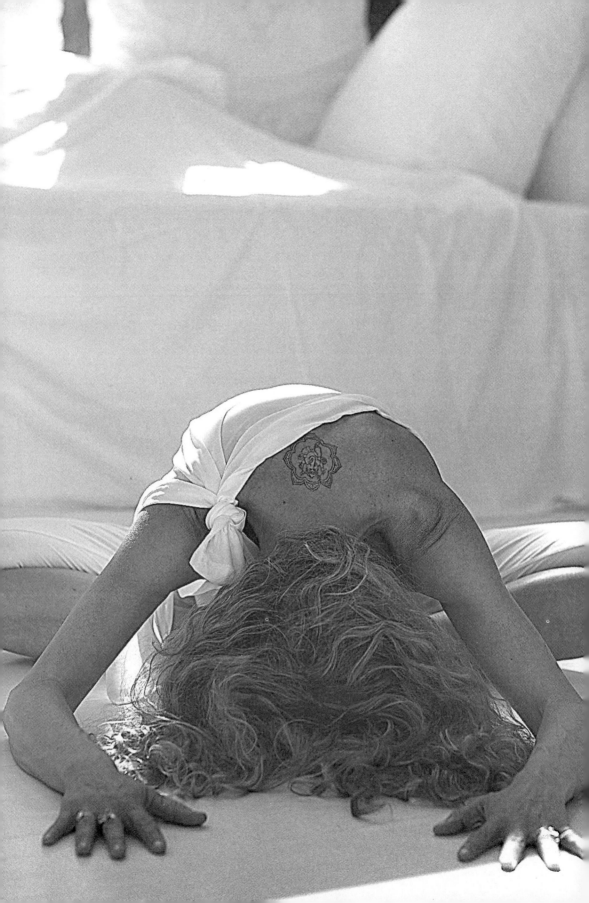

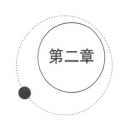
创伤

静即是空，空方可觉。

——佛陀

我十五岁的时候，在国庆假日的晚上，和一群朋友在一二四号高速公路上玩游戏，突然有辆车冲了过来。司机可能是没有看见我们，也可能是速度太快导致刹不住车。总之，他猛地撞上了我们。巨大的冲击力把好几个人撞到了半空。我有个朋友脊椎断了，有个朋友髋骨骨折了，我则是颅骨和锁骨骨折。落地的时候，我在路面上滑出了很远，身体的一侧被蹭得皮开肉绽。

与此同时，爸爸妈妈正在印第安纳的安哥拉参加派对，那个地方离布拉夫顿大约一小时车程。我当时刚刚开始吸毒，那天下午刚和朋友去了当地毒贩的家。给我们开门的是个漂亮的黑发女孩，看起来活像动画片《风中奇缘》的女主角、印第安公主宝嘉康蒂。我们买了一些被称为"爱"的致幻剂，还有一些安眠酮。

很快，我们就晕头晕脑地玩起了"小鸡跑"。我们分成三组，每组都是一个人跨坐在另一个人肩膀上，三组人并排朝前跑，一边跑一边试着把对手撞下去。我们又笑又闹，跑得东倒西歪，都想成为最后的赢家，没有人看见有车过来。

那天晚上，我哥哥乔也和朋友参加派对去了。派对上有个人听说高速公路上出了意外，我可能是受伤者之一。乔急急忙忙赶到医院，签字同意医生给我做手术，而不仅仅是止血。我在急诊室里意识时而清醒时而模糊，过了好一会儿才发现我们教会的主教就站在我身边。根据目击者的说法，他已经开始准备临终仪式了，我却大喊："我不会死的，主教大人！所以，麻烦了，快滚出去！"

住院期间我唯一记得的事，就是我在护士换绷带的时候尖叫不止。那可真是疼啊！医生和家人关心的是我身体上的伤，我却更担心自己脑子出的问题——我什么事也不记得，什么事也想不清楚！地球还在继续转动，但我的内在却完全不一样了。

出院后不久，我去参加了一个叫作"啤酒小聚"的派对。我的头发还没长起来，头上缝针的地方还是光秃秃的。我穿着橙白相间的格子上衣，一边的肩膀被吊得高高的，保护锁骨骨折的地方，身体右侧还缠满了绷带。我觉得自己活像女版的科学怪人！

我拿着塑料啤酒杯，跟着音乐缓缓摇摆。我是为了音乐而生的！我和兄弟姐妹们都很崇拜鲍勃·迪伦，他每首歌的每句歌词我们都牢记在心。但现在，我连《答案在风中飘扬》（Blowing in the Wind）的第一句歌词都不记得了！

那年秋天，我回到学校继续读高二。我发现，自己很难集中注意力。事故发生前，我一直是每门功课都拿 A + 的好学生。但现在，我不得不加倍努力学习，才能拿个 B，有时甚至是 C。对我来说，这和不及格没啥区别。我知道，自己脑子里有些地方被毁掉了。

人生中不可避免会有挫折。我们都知道，拼命想找回失去的东西是什么感觉。这种执念导致了焦虑、抑郁、自卑和内心的冲突。我无法接受事实，无法接受被事故毁掉的脑子。我还饱受创伤后应激障碍（PTSD）的折磨，虽说当时人们还不知道这是一种病。接下来的若干年里，只要听到刺耳的刹车声，我就会陷入焦虑和恐慌。有时候，我晚上躺在床上，只要听到窗外有汽车开过，就会被吓得全身僵硬，颤抖不止。

我想寻找安慰。事故发生后，我发现，自己能做到的疗效最好的运动是跑步。我早在八岁时就是一位经验丰富的跑者了。我在纽约沃特金斯格伦举行的少年奥林匹克比赛中荣获了五十码短跑冠军。即使是在事故发生后，我还在布拉夫顿高中打破了五十码短跑、一百码短跑、四百四十码长跑、跨栏、跳远和跳高的纪录。有些纪录甚至保持了三十年！

跑步总能让我进入"忘我"的状态。那是我的第一次冥想，它让我逃离了自责和永不知足的恶性循环。跑步会让身体分泌有助于平复心情的内啡肽，还能缓解焦虑。我爱上了跑步的感觉，它就像我在暴雨中的避风港。

跑步也让我觉得自己得到了关注。由于我家有那么多孩子，把某件事做到最好是脱颖而出的最佳方式。后来，毒品对血管的刺激也会让我想起跑步的感觉，冲过终点线的感觉——整个世界都慢了下来，显得那么美妙。

我还通过祷告找到了安慰。我们一家人都是优秀的天主教徒，每个星期六都做忏悔，每个星期天都参加弥撒，孩子们每个星期三晚上都去上教理问答课。我哥哥对祷告没什么兴趣，但为了让妈妈高兴，也会勉强走个过场。我则特别喜欢祷告。我和姐姐佩吉同住一间卧室，但我年纪小，所以上床睡觉的时间比她早。我会把被子扯过头顶，蒙住脑袋，一遍又一遍地喃喃自语："万福马利亚，你充满圣宠，主与你同在。你在妇女中受赞颂，你的亲子耶稣同受赞颂。天主圣母马利亚，求你现在和我们临终时，为我们罪人祈求天主。""万福马利亚"是我学会的第一句祷词。我想，只要我多多祷告，布拉夫顿、爸爸的工作、妈妈的眼泪、我的身体，一切都会好起来。

很快，毒品给了我比跑步或祷告更多的安慰。我最开始吸大麻，后来迷上了大麻制剂和酒精。没过多久，我又一头扎进了致幻剂（麦司卡林和LSD）的世界。服用了这些东西后，人不是变得活力四射，就是变得精神萎靡。有些人喜欢兴奋剂，比如"快速丸"和可卡因；有些人则喜欢镇静剂，比如安眠酮。后者也是我的首选。它让我觉得舒服、放松、性感。

人生中有很多条道路可供选择，我们每个人都在寻找适合自己的路，希望能减轻痛苦，甚至能有所开悟。妈妈有天主教会、天主教义和《十诫》。我的佛教徒朋友遵循冥想和正语、正念、正业等八正道。瑜伽行者则有阿斯汤加（Ashtanga），也就是"八支"①，教我们过上有意义、有目标的生活。

∧ – ∧

如果说十五岁遭遇意外有什么好处的话，那就是我能对大大小小的创伤感同身受，而我的学员们通常都有过创伤。有时候，我能看见创伤郁结在他们身体的哪个部位。我会有针对性地设计瑜伽串联动作，帮助他们缓解或摆脱创伤。创伤的表现形式有紧张、焦虑、疾病等，最常出现在骨盆、膈、咽喉、下颌、肌腱和肩颈。我能从学员沉重的呼吸或乱转的眼睛里感觉到创伤。释放郁结的创伤后，我们才能更好地理解瑜伽所说的"真我"或"真实的自己"。我们想要摆脱体内留下的印记，这就是我们来练瑜伽的原因。我们凭直觉知道自己并不自由，但不知道到底是为什么。

练瑜伽的时候，我们会和创伤好好相处。我们会向内探索，而不是试图逃离。我们会发现自己体内的创伤存在于哪个部位，意识到它们为什么会出现在那儿。身体受的伤会形成疤痕，恐惧、悲伤和痛苦则会形成看不见的疤痕。瑜伽能让这些无

---

① 瑜伽的"八支"包括前面提到的制戒、内制，还有体式（Asana）、调息（Pranayama）、制感（Pratyahara）、专注（Dharana）、冥想（Dhyana）和三摩地（Samadhi）。

意识形成的障碍物浮出水面，帮助你摆脱它们。

为了循序渐进、有条不紊、专心致志地缓解这些部位的紧张，最重要的是正确串联瑜伽体式。只要特别小心，我们就能一点点摆脱习以为常的行为方式，正是它们导致了孤独和痛苦。瑜伽串联动作旨在帮我们找回生来就有的权利——爱、喜乐、自由。我们的身体能体验到它们的本质，那就是空、易、释。

在很多人看来，瑜伽不过是一种伸展或练习。瑜伽是包括这些，但不仅仅如此。为什么我们要把身体扭曲成很不舒服、颇有挑战性的奇怪姿势？为什么我们要练习比肢体练习还要难的冥想？体位法把体内的压力和紧张汇聚到一处，然后我们静静端坐，等真相浮出水面。我们努力从容不迫地向内探索，而不是仓皇逃离。我们知道，虚妄的恐惧往往比真正的现实更可怕。正如马克·吐温所说："我是个老人，知道世上的很多麻烦事，但它们大多从未发生过。"

我们的身体就像国土安全部一样，拥有大部头的预案防备手册。身体会围绕创伤形成厚厚的盔甲，让我们变得坚强而冷漠，让我们患上疾病。大脑特别擅长编造故事，解释说明盔甲的必要性，而这些盔甲会让我们动弹不得。这些编造出来的故事正是帕坦伽利在《瑜伽经》里所说的"心灵的变化"。

迈向自由的第一步，就是意识到自己大脑的喋喋不休，弄清自己头脑里在发生什么事。我们可以通过练瑜伽学会关注自己的习惯和反应，而不是成为自己大脑的囚徒。练阿斯汤加瑜伽的时候，我们的大脑是平静的，就像被搂住的孩子一样。当湖面泛起微微的波纹时，我们会看到水底隐藏的明珠。这就是我们在瑜伽垫上做的事：我们活在当下，暴露出自己脆弱、真实的一面。当藏在体内的故事渐渐浮现时，我们就能给它们辟出空间，使它们无法再控制我们自己。从这个角度，我们才能看见自己有多美。正如波斯诗人哈菲兹①所写："这里有那么多尚未开封的生日礼物。"难

① 哈菲兹（Hafiz），14世纪波斯抒情诗人。

道我们要带着深锁体内的礼物——天赋——离开人世吗？

首先，你需要关注自己体内的垃圾场。你体内可能有很多倾倒垃圾的地方，它们的位置可能会发生变化。我小时候倾倒垃圾的地方是胃，所以我三年级就得了胃溃疡。后来，我倾倒垃圾的地方是喉咙（我害怕开口说话，生怕被人视为傻瓜），那之后是背部（我感到孤立无援），现在是肩膀（我肩负着做母亲、维持婚姻和做生意的重担）。

接受吉瓦穆克提（Jivamukti）瑜伽教师培训时，我有幸见到了沙吉难陀尊者。他是印度著名的灵性导师，也是大全瑜伽的创始人。沙吉难陀尊者说，练习调息法（通过呼吸调动"气"或"生命力"）时，我们在呼气结束后屏息时最靠近神明。他解释说，屏息就是在体验"空"与"静"。

瑜伽是为了寻找身体和情感上的"空"。我们不是要抹去过往的经历，而是要把它们放在更广阔的背景下思考。如果你把一小勺盐倒进一杯水里，会发生什么事？水会变得非常咸。但如果你把一小勺盐倒进一个大湖里，会发生什么事？盐仍然存在，但造成的影响却微乎其微。

我们练瑜伽的目的就是变成大湖，把问题放在更广阔的背景下思考，时刻保持平衡，不忘初心。

越南禅僧一行禅师说过："当人们杀戮时，仍有鲜花绽放。"这句话能拓展我们对个体痛苦的认识。妈妈常说，每增加一个孩子，她的心就会扩大一些，里面满满的都是爱。

遭遇一二四号高速公路上的事故后，我的大脑再也不能像过去一样运作了。我成了一个完全不同的人。但我现在明白了，不能用大脑损毁的部分界定自己。

如今，我跳起舞来很顺畅，甚至比过去更有趣、更美妙。有时我甚至尝不出"盐"的味道，因为我心里的"湖"已经足够大了。沙吉难陀尊者说过，"开悟的感觉就像是关节的空隙"。当我们能体会到这点时，那种感觉是多么美妙！

瑜伽体位串联：缓解焦虑，抚平创伤

几年前的一次研修班上，罗德尼拿起小木槌，敲响了我们瑜伽馆里的铜磬。他一边敲磬一边轻轻击掌，与呼吸保持同步。课间休息的时候，有个学生走过来，请他不要再敲了。十五分钟后，我发现那个学生离开了教室。我去外面找她，发现她躺在地上，像胎儿似的蜷成一团，正在嘤嘤哭泣。后来，我们发现她的男友拿球棒揍过她，罗德尼手里的小木槌引起了她的创伤后应激反应。

刚开始，我能看得出她不想被人打扰。于是，我让她一个人安静地待着。我拿了几条瑜伽毯，把她裹了起来。我让她睁开眼睛，问她知不知道自己现在在什么地方，附近停的一辆车是什么颜色的。当某个人陷入过去的痛苦回忆或者爆发焦虑症的时候，最重要的一点就是让他睁开眼睛。否则，过去的场景就会再次出现在他眼前。当他做出反应的时候，过去的创伤就会渐渐消失。

练习这套有舒缓作用的串联动作时，我们通常会让练习者背靠墙壁，睁开双眼，这样他们会更有安全感。他们能清楚地看见整个房间，确信自己现在没有丝毫危险。全身扫描式冥想也是一种很有用的技巧。你能觉察自己身体的不同部位，觉察当下出现的感受。你可以用下面这些问题开启"全身扫描"：我能感觉到自己的脚吗？它们是温热的还是冰凉的？

焦虑和创伤后应激障碍（PTSD）会造成背部和肩颈紧张，导致髋部和腿筋紧绷。有些时候，我们体内充斥着应激激素、皮质醇和肾上腺素。冥想和瑜伽能帮我们消除压力，调息法和体位法能帮我们缓解焦虑，抚平创伤。即使是做一些简单的练习，比如每天抽十分钟练习呼气后屏息，也能有效缓解悲痛、恐惧和焦虑。这会让你意识到，你能做一些对自己有帮助的事。面对创伤，你不是无能为力的。

山式　背靠墙壁，山式站立，保持两次呼吸（a）。呼气，抱住右膝，将其贴近腹部（b）。吸气，放下右脚。呼气，抱住左膝，将其贴近腹部。吸气，放下左脚。左右两侧各重复四次。这能有力地拉伸腿筋，为接下来的树式做好准备。

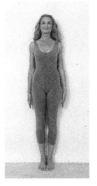

山式（a）　　山式变体（b）

　　树式　继续背靠墙站立，抱住右膝，将其贴近腹部，然后提起右脚，放在左大腿根处，尽量贴近腹股沟。双手合十，以祷告的姿势放在胸前，这能带给你一定的安全感。保持五次呼吸，然后在左侧重复同样的动作。树式是一种很难保持平衡的体式，要求你集中注意力，摆正当下的心态。

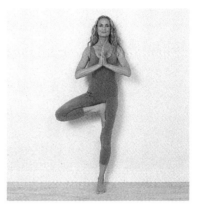

树式

　　幻椅式（Utkatasana），手臂呈鸟王式（Garudasana）　背部靠墙，双脚向前迈出六英寸（约十五厘米），膝盖弯曲，就像坐在椅子上。右手屈肘向上，左肘部架在右臂弯成的 L 形之上，双手手背相对。然后，左手绕到右手前面，双手合十（如果双手无法合十，也可以用右手抓住左手腕），大拇指指向鼻尖。保持五次呼吸，然后交换左右手，再保持五次呼吸。这是一个很有挑战性的体式，充分运用腿部肌肉，能让

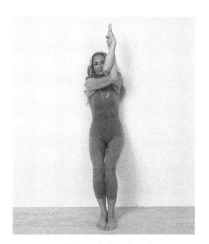

幻椅式，手臂呈鸟王式

人集中注意力。手臂呈鸟王式能缓解肩胛骨之间的肌肉紧张。背后的墙壁和前方的手臂会带给你安全感。吸气的时候，稍稍抬起肘部。呼气的时候，进一步弯曲膝盖。

拜日式（Surya Namaskar）变体　在这套消除创伤的串联动作中，我们不会把双臂高举过头，因为这会让你觉得自己很脆弱。用山式（a）站在瑜伽垫的前半部分，身体向前弯曲，双手撑在瑜伽砖上，膝盖稍稍弯曲，过渡到站立前曲变体（b）。双眼正视前方，进一步弯曲膝盖。右脚后退一步，过渡到冲刺式（c），再过渡到下犬式（Adho Mukha Shvanasana）（d），保持五次呼吸。右脚先向前一步，左脚再向前一步，恢复站立前曲（e）。如果你的后腰很紧张，就做站立前曲变体。双手放在臀部，靠双脚过渡到山式（f）站立。在另一侧重复同样的动作，左脚后退一步，过渡到冲刺式，最后以山式终结。拜日式是用动作串起呼吸的简单方式，能让人在集中注意力的同时释放压力，还能促进血液循环，消除紧张。

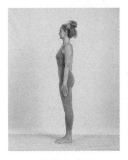

山式（a）

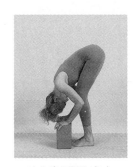

站立前曲变体（b）

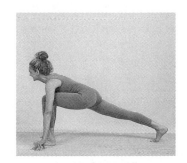

冲刺式（c）

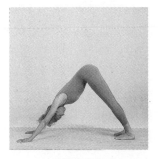

下犬式（d）

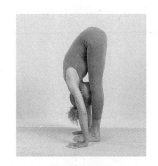

站立前曲（e）

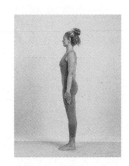

山式（f）

战士二式（Virabhadrasana II） 右脚向前一步，以左脚脚踝为支点，左脚跟紧贴地面和墙壁。双臂侧平举，与地面平行，身体扭向左侧。右膝弯曲九十度。保持五次呼吸，然后双臂垂下，放在右脚两侧的地面上。右脚后退一步，过渡到下犬式。在左侧重复同样的动作，然后向前一步，过渡到站立前曲。

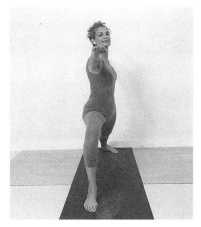

战士二式

战士一式（Virabhadrasana I） 变体从站立前曲开始，左脚先后退一步，右脚再后退一步，过渡到下犬式。右脚向前一步，踩在双手之间的地面上，膝盖弯曲九十度，左脚后跟紧贴地面和墙壁。上半身向上抬起，髋部朝着瑜伽垫前方。双手合十，用祈祷的姿势放在胸前（放低双臂也是为了营造安全感）。保持五次呼吸，然后双手撑地，后退一步，过渡到下犬式。在另一侧重复同样的动作，保持五次呼吸，回到下犬式。然后向前一步，过渡到站立前曲。

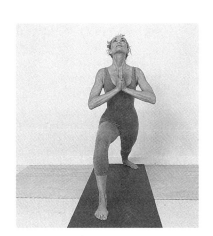

战士一式变体

战士三式（Virabhadrasana III） 从站立前曲开始，后退一步，过渡到下犬式。右脚向前一步，双手放在臀部，上半身抬起，过渡到战士一式。用右腿支撑躯干，吸气，右腿绷直，抬起左腿。左腿平行于地面，左脚紧压墙壁，过渡到战士三式。双眼平视前方，手臂向前伸展，与身体和左腿连成直线。保持三次呼吸，退回战士一式，再退回下犬式。在另一侧重复同样的动作，然后退回站立前曲。战士一、二、三式能强健腿部肌肉，让练习者关注当下。

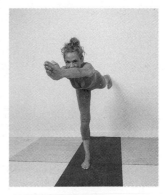
战士三式

抬腿伸展式（Utthita Hasta Padangushthasana）配合椅子的变体 背靠墙站立，面朝椅子。吸气，抬起右脚，放在椅座上。身体前倾，双手抓住椅背。保持十次呼吸，在另一侧重复同样的动作。这种前弯体式能够放松神经，拉伸腿筋，消除创伤后的应激反应。双眼平视前方能让你关注当下，椅子则为你提供了安全的屏障。

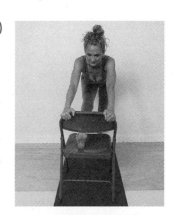
抬腿伸展式变体

坐角式（Upavishtha Konasana）配合椅子 背部靠墙，双腿向两侧尽量分开。在双腿之间放一把椅子，前臂交叉放在椅座上，下颌搁在双臂上方，过渡到坐角式（a）。保持注意力集中，凝视前方的某样东西。前额搁在椅座上，双臂环绕头部，用坐角式变体（b）放松颈部。这个体式能拉伸大腿内侧肌肉和腿筋，这两个肌肉群会在我们觉得紧张或恐慌的时候发挥作用。保持二十次呼吸。

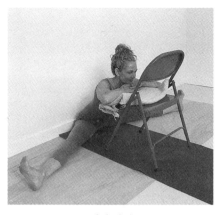

坐角式（a）

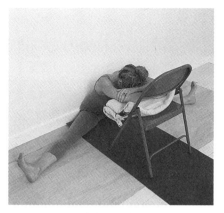

坐角式变体（b）

头碰膝前曲伸展式（Janu Shirshasana）配合椅子　坐在叠起的毯子上，右膝弯曲，右腿紧贴地面，左腿向前伸直，右腿小腿和左腿呈九十度角。在左腿上面放一把椅子，身体向前弯曲，前额搁在椅座上（a）。如果你觉得光秃秃的椅座不舒服，也可以垫上毛巾或瑜伽毯。你可以将前额搁在椅座上，紧盯地面，也可以略做调整，将下颌搁在椅座上，正视前方（b）。双臂环绕头部。这个体式能进一步拉伸大腿内侧肌肉和腿筋。每一侧保持十五次呼吸。

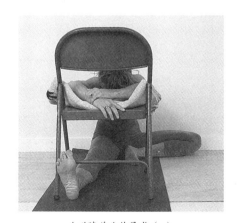

头碰膝前曲伸展式（a）

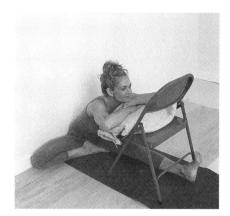

头碰膝前曲伸展式变体（b）

简易坐（Sukhasana）配合椅子
盘腿坐在叠起的毯子边缘，右腿在左腿前方。身体向前弯曲，头部和双臂搁在椅座上，双眼睁开。尽可能放松臀部和背部的肌肉。这个体式能释放压力，放松神经，为向内探索做好准备。关注呼吸，关注你吸气时背部是怎样上升的，呼气时背部是怎样下降的。保持十次呼吸，然后交换左右腿的位置，重复同样的动作。

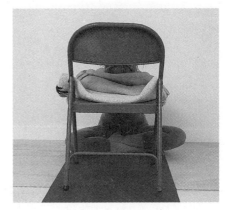

简易坐

婴儿式（Balasana） 背对墙壁，臀部坐在脚后跟上，双膝分开，比肩更宽。用瑜伽抱枕的一端顶住骨盆，整个身体趴在上面。头转向一侧，双眼睁开。这个体式能促进呼气，缓解焦虑。默念或大声念出身体各个部位的名称，做一次简单的全身扫描式冥想。计算你呼气的长度。保持两分钟，然后把头转向另一侧，同样保持两分钟。

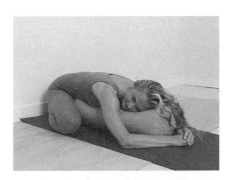

婴儿式

挺尸式配合椅子 仰面平躺，小腿搁在椅座上。双臂交叉，就像在拥抱自己。我们可以通过这个体式放松小腿肚（它也是一种应激肌肉），开启内心之旅。双眼睁开，目光聚焦在屋顶的某个地方。关注自己的感觉，看着它们像云朵一样飘过。请注意，你当下没有任何危险。从头到脚

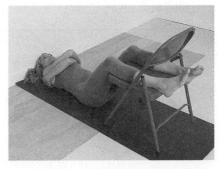

挺尸式

扫描自己的身体。如果你感到不安，就回到盘腿端坐。每个姿势保持五分钟。

冥想（Dhyana） 盘腿坐在叠起的毯子上，或者背靠墙端坐，双眼睁开。关注你的呼吸和身体，凝视房间里的某件东西，观察每次呼气后的自然停顿。保持两分钟。

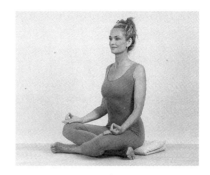

冥想

这套串联动作能让身心受创的人找回专注、放松和安全感，最终得到解脱。

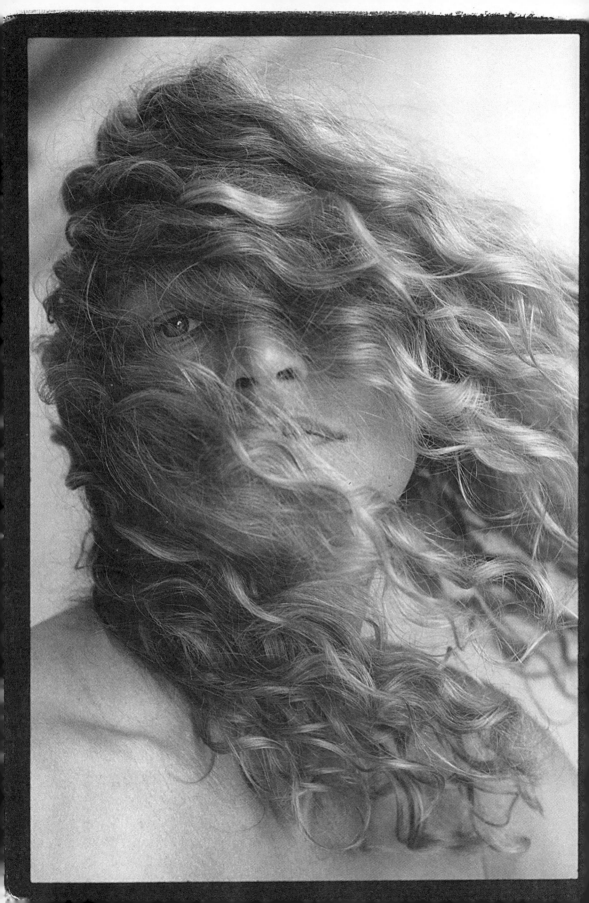

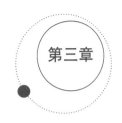

第三章

上瘾

没有痛苦，就没有意识的觉醒。

人们会想尽一切办法——无论有多么荒谬——来避免面对自己的灵魂。

人不会从想象光明而开悟，而是觉察到黑暗并将之转化，才能真正地开悟。

——卡尔·荣格

爸爸打电话过来的时候，我们几个人正躺在一张巨大的八角形水床上，因为吸多了海洛因整整昏迷三天了。我迷迷糊糊地接了电话，爸爸斩钉截铁地表示，他希望我出席弟弟尼克当天下午的高中毕业典礼。

此前一年，1978 年，我从印第安纳州曼西市的鲍尔州立大学退学，嫁给了当时的男友杰夫。他是摇滚乐队的鼓手，有一双迷人的眼睛，开着一辆拉风的靓车，搭配闪亮的轮毂和震撼的低音喇叭。他是我身边最酷的家伙，我彻底被他迷住了。

我在大学度过的九个月简直苦不堪言。我每个星期五都会赶紧跑回家，每个星期天晚上都死也不想回学校。我希望跟杰夫和乐队度过所有的时光。吸毒也是我当时的一项重要活动。无论我走到哪里，身边都有咖啡桌、镜子、卷好的美钞和刮成一条条的可卡因。不久，海洛因也进入了我的生活。我像疯了似的到处参加派对。有个跟乐队走得很近的女孩是重度瘾君子，她有时甚至懒得把绑在手臂上的橡皮管取下来，反正过不了多久又要注射了。我很喜欢她，我们就像姐妹一样。有一天，我趁午休时间去看她，发现她吓坏了，因为她胳膊上已经找不到一根完好无损的静脉，针头都扎不进去了。她让我帮个忙，往她眼睛里注射。我被吓得不轻，但还是照做了，因为我真的想帮她。直到今天，她强烈的需要还是让我震惊不已。为了能打上一针，她真是什么事都愿意做。

我不敢违抗爸爸的命令，最后还是出席了尼克的毕业典礼。但不幸的是，我穿着一条薄薄的白色紧身连衣裙，裙子穿反了，扣子没扣好，敞着肚皮，还没穿内裤。我当时嗨得不行，连路都走不稳，只能扶着墙稳住自己。妈妈以为我喝醉了，让佩吉拦住我，别让我参加毕业典礼之后的家庭聚会。佩吉告诉爸爸妈妈，她担心我是嗑药嗑嗨了。她叫我不要参加家庭聚会的时候，说爸爸妈妈已经知道我在嗑药了。几天后，爸爸打电话过来，说打算送我去戒毒所。我觉得他简直是疯了。我告诉杰夫，我们得出城避避风头。

我觉得佩吉背叛了我。我们一直相互支持，为什么她要这么对待我？诗人哈菲兹写过："亲爱的，放聪明点，责备会让悲伤的怪圈持续。"很久之后我才意识到，她这么做很可能救了我的命。

我和杰夫聊过想去纽约生活，所以我们收拾了几个行李箱，然后就钻进车里出发了。我们之前去过最大的城市是印第安纳的韦恩堡。所以，就像电视剧《贝弗利山人》（*The Beverly Hillbillies*）开场第一幕，克莱皮特一家开着老爷车驶进洛杉矶一样，我和杰夫也朝着曼哈顿进发了，不过我们离百万身价还差十万八千里。随着时代广场离得越来越近，我大声喊道："哇！这就是每年水晶球掉落①的地方啊！"

对泽洛家来说，除夕是个非常重要的节日。快到午夜的时候，爸爸妈妈会离开派对，回来和我们这些孩子一起跨年。爸爸会把电视屏幕上的水晶球掉落仪式拍下来，然后再把摄像机转向一屋子睡眼惺忪的孩子。午夜钟声敲响时，爸爸妈妈会久

---

① 从1907年开始，时代广场每年都会举行水晶球掉落倒计时活动（Ball Drop），每年都会吸引百万民众到现场观看。

久地亲吻，我们则会尖叫着起哄，朝他们扔派对整人玩具。能够踩上纽约的土地，真是太令人兴奋了！

当时，时代广场还不是灯火通明的旅游胜地。那里地上满是沙石，走起来挺危险的。我和杰夫住进了四十五街西头一家名叫皮卡迪利的破败小酒店，根本不知道接下来该做什么。我们把行李箱拖进房间，然后一安顿下来就吸嗨了。当时的毒品天堂布莱恩特公园离我们住的地方只有几个街区。

就在一年前，我和爸爸坐在家里的门廊上，告诉他我打算退学，跟杰夫结婚。他双手捧着脑袋，对我说："科琳，你还是个孩子啊。如果你改变主意，我可以把银行户头里的钱都给你，足足有三千块呢！就听爸爸这一次吧。"他试图改变我的想法，但我却置若罔闻。然后，他哭了起来。这是我第一次看见爸爸崩溃。由于我坚持要结婚，他的脸因为痛苦皱成了一团。直到今天，爸爸痛苦的表情还困扰着我。

住进皮卡迪利的第二天早上，我醒过来的时候既激动又神经质。我那时已经越来越熟悉这种感觉了，因为我已经到了只能靠毒品找回自己的地步。我开始想接下来该怎么办。我之前在印第安纳打过工，靠为《农民发展报》（*Farmers' Advance*）拉广告存了一点儿钱。杰夫手头有一些现金，那是他定期演出的收入。但即使把两个人的存款加在一起，这点钱也不够住酒店，更别提是纽约的酒店了。我们在曼哈顿一天花的钱足够在家里生活一个月。我们该怎么办？我又没有实实在在的技能！突然，我想到了一件事。我在印第安纳认识几个女孩，她们在脱衣舞俱乐部工作，不但固定工资高，还能靠包厢里的"附加活动"收到丰厚的小费。我只差一点点就走上这条路了。

至今仍让我震惊不已的是，卖淫的想法竟然出现在了我的脑海里。我到底变成了什么样的人啊？但在三十五年后，我觉得有一点还蛮搞笑的。那就是，即使是在最绝望的时候，我想的还是怎么做生意。感谢上帝，我没有付诸实践！我一直很讲实际，可不想像爸爸妈妈一样，天天盯着桌上散落的欠费单，盘算哪些能在月底前付清。十岁的时候，我就开始帮别人看小孩和修剪草坪，赚钱补贴家用了。十四岁的时候，我进了库珀养老中心做活动助理。我喜欢和老人们做伴。我靠扮鬼脸和踩独轮车让他们捧腹大笑，自己觉得为社会做出了很大的贡献。

那一天，我突然被某些东西触动了。我沿着长长的走廊走进公共卫生间，锁上门，对着镜子，忍不住哭了起来。我是科琳·泽洛，中西部天主教高中的田径明星，有爱我的爸爸妈妈，还有愿意为我付出一切的一个姐姐和五个兄弟。我根本认不出在镜子另一边盯着我的女孩了！我再也不想吸毒吸到嗨了！但我不知道该怎么办，所以，我先好好洗了个澡。

我不知道在卫生间里待了多久，只记得自己渐渐平静了下来。在接下来的几天里，我成功戒掉了海洛因。那些天，其他房客总在拼命敲卫生间的门，大喊："发生了什么事？"或者："你什么时候出来啊？！"我瘙痒难耐，呕吐不止，浑身发抖。我觉得，必须把自己体内的某些东西清除出去。

最糟糕的不是剧烈的海洛因戒断反应，而是爸爸在尼克的毕业典礼上看我的眼神。他的眼神里充满了痛苦和无奈。我知道，自己给他带来了很多痛苦，光是这一点就足以促使我改过自新了。爸爸已经为我们牺牲了一切，我不能再给他或家里其他人带来更多的痛苦了。我不想跟自己最爱的人疏远。我必须戒掉毒品，找回自己！

∧-∧

比丘尼佩玛·丘卓谈到过，人们需要面对自身行为造成的伤害。荣格写道，只有我们能面对自己的"阴影"，改变才有可能发生。"阴影"指的是人类天性中的阴暗面。它们隐藏在意识深处，受愤怒、暴躁、欲望、自私等原始冲动驱使。如果开悟意味着丢掉自尊，那我走到了这个地步。我已经触及了底线。有人说，这既是挑战，也是机遇。我知道，自己不能再沉沦下去，否则就没法爬出泥潭了。

意识到自私和自我毁灭会影响你身边的人，或许是瑜伽最有力的教诲。我突然发现，自己伤害了其他人。这个事实让我从梦中惊醒，让我下定决心不再这么做。

如今，我和罗德尼的瑜伽班上有很多因为上瘾而苦苦挣扎的人。他们上瘾的东西包括美食、社交、性爱、权力、酒精，当然还有毒品。上瘾似乎是人类的必经之路。心理学家罗比·斯坦因博士是我们的好朋友。他提出，人们都在寻找能减轻痛苦的东西。无论我们选择的是什么，它都会带来一种特别的感觉，一种被罗比称为"沙上之河"的神经通路。我们会把这件东西跟缓解焦虑、获得慰藉、感到快乐联系到一起。无论我们选择的是什么，这种行为都会不断重复。这会让我们的心智越陷越深，直到变成无法摆脱的依赖，使我们成为习惯的囚徒。为了减轻痛苦而采取的行为会给我们打下印记（Samskaras），也就是罗比所说的"沙上之河"的瑜伽版。我们喝了杯啤酒，吸了根大麻，抽了支香烟，吃了条士力架，感觉很不错，于是又重复了一遍。行为慢慢变成了习惯，但得到的慰藉只是暂时的。这无法解决最根本的问题，也就是内心的痛苦和与自己的疏离。

最成功的康复项目是帮助上瘾者扩展精神世界，找到我们所说的"伟力""上帝"或"神灵"。在瑜伽界，我们将"真我"视为超越凡尘的力量。我们要做的就是履行改变、解放、开悟的承诺。瑜伽的第八支"三摩地"，指的就是处于这种身心合一的状态。

∧－∧

在很长一段时间里，毒品成了我的习惯，也成了我的慰藉。我有四年每天都会吸食某种毒品。海洛因第一次进入我的血液时，我心想，我的痛苦终结了。安眠酮让我觉得既舒服又性感，海洛因带来的感觉则完全不同。有人精准地描述了它的效果，说就像是"被裹在上帝最温暖的毛毯里"。

上瘾是为了逃避自己真正的感觉。我们想逃避哪些感觉？我们用什么东西麻痹自己？生活的痛苦真的令人难以承受？我们是不是太疏远自己和彼此了，所以会觉得孤立无援？我一直在想办法避免过于强烈的感觉。我对妈妈掉眼泪感到迷惘，对自己大脑受损感到沮丧，对自己半途退学感到愧疚，这些感觉都是我极力逃避的。练瑜伽和冥想的时候，我们将学会与自己的感觉共处。我们关注它们存在于身体的哪个部位，关注它们是怎样变化的。我们将学会忘掉和这些感觉相连的经历。我们会知道，无论一种感觉有多痛苦、多强烈，它都会慢慢消逝，无须刻意寻找慰藉。这才是真正的解放！这才是接纳，而不是逃避。

我第一次参加罗德尼的瑜伽练习班时，他说："我们内心深处都有一个地方是不能触碰的。我们把它锁在心底。通过修习瑜伽，我们开始触碰那个地方。我们将渐渐开启深藏体内的屈辱、痛苦和创伤之门。"

传统的冥想会避免刻意改变心理状态，这是有原因的。体位法、调息法和冥想给人带来的快感，不亚于任何化学物质带来的兴奋。

如今，我会开玩笑说，我是靠熬夜看艾扬格瑜伽的视频醒悟过来的。在九十五岁高龄去世的艾扬格大师一辈子都在研究人类的身体。在一段视频里，有位采访者跟在他身边问这问那，你能看得出大师有点烦了。采访者问："艾扬格大师，为什么你教的不是灵性瑜伽？"艾扬格大师久久注视着他，回答说："你有没有意识到自己体内的每个细胞？没有？那么，等你意识到的时候再回来，告诉我这种体验是不是灵性的。"

几年前的一个夏天，我应邀和其他几位瑜伽老师一起在时代广场上户外瑜伽课。当我在台上落座，望着眼前的六千张面孔时，我感觉就像在参加一个不分年龄、种族和性别的私人聚会。我没有想到现场会是那么安静，那么和谐。当课程接近尾声，大家同时发出美妙的"唵（om）"声时，我转过头朝街上望去。我能看见宏伟的马奎斯万豪酒店，它坐落在百老汇和第四十五街的交界处，也就是皮卡迪利酒店原来的位置。我曾在那个地方度过了一段悲惨的时光，但它也改变了我的一生。现在，我离那个迷茫、绝望的自己只隔着三个街区和三十五年的时光，当然，还有改变我一生的瑜伽。

瑜伽体位串联：观察自我，改掉习惯

有一天，有个二十六岁的女孩来上瑜伽课。我一眼就看出她在戒毒。她的下颌很紧张，双腿直打战，这表明她内心充满了焦虑和挣扎，渴望摆脱现状。这种情况我在其他瘾君子身上见到过，我自己过去也是这样。

瑜伽是戒瘾的有力工具。习惯或嗜好能给人提供慰藉，让我们摆脱不想要的感觉。这种感觉可能是身体上的，也可能是心理上的。练瑜伽的时候，我们将学会与这些感觉和情绪共处。我们会发现，自己其实不需要做出回应。

这套串联动作追求的是平衡，既适合想改掉习惯或摆脱上瘾的人，也适合觉得焦虑或烦躁不安的人。它能打开髋部，缓解下颌和双腿的紧张，消除应激冲动。臀部、下颌和双腿正是情绪最容易郁结的几个地方。我们会以流瑜伽的方式，从一个体式流畅地过渡到下一个，用呼吸将每个体式串联起来。

戒毒期间的瘾君子需要挺胸抬头，相信自己是教室里最勇敢的人。她既然选择了在瑜伽垫上保持挺尸式，而不是躺在水沟里醉生梦死，就说明她有攀爬高峰的顽强毅力。

课程快结束的时候，我看着那个女孩过渡到了挺尸式。我看见她仍然非常紧张，双眼圆睁，便走过去，轻柔但坚定地握住了她的双脚。她默默地哭了起来。她内心的堤坝被冲垮了，体内淤积的能量释放了出来。我看见她的下颌和双腿放松了，这正是她需要的放松。

瑜伽老师通常会认为，只有扭转和伸展的体式，比如全莲花式或束角式，才可能打开髋部。在这套串联动作里，我的目的是寻找髋关节延伸的空间。我认为，这才是真正的放松。

简易坐　盘腿端坐，左腿在右腿前方（a）。呼气，身体向前弯曲，过渡到**盘坐前曲**（b）。保持五次呼吸。吸气，挺身坐直，左腿向后滑动并伸直。

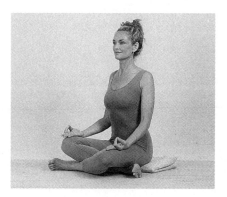

简易坐（a）

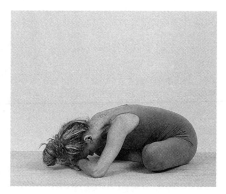

盘坐前曲（b）

单腿鸽王式(Eka Pada Raja Kapotasana)**变体**　右脚后跟搁在左髋骨前方，右膝搁在左腿延长线偏右一点点的位置。骨盆前端平行于瑜伽垫的前半部分。双手撑地（a），抬起上半身。双手向前滑动，放松颈部和头部，保持五次呼吸（b）。右腿向后滑动，脚趾紧贴地面，过渡到**下犬式**（c）。双脚轮流蹬地，每次保持三十秒到一分钟。然后盘腿端坐，双膝着地，右腿在左腿前方。在另一侧重复简易坐、盘坐前曲和单腿鸽王式，以下犬式结束。

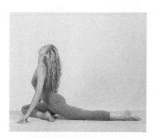

单腿鸽王式变体（a）

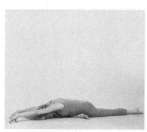

单腿鸽王式加前曲（b）

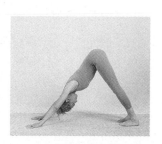

下犬式（c）

半鱼王式（Ardha Matsyendrasana） 从下犬式开始，右脚向前一步，过渡到冲刺式，然后左膝滑向右脚外侧。臀部坐在双脚之间的地面上（如果坐在地面上不舒服，也可以用瑜伽砖支撑），右脚紧贴地面，搁在左大腿外侧。身体向右转，左臂抱住右大腿，尽量将其贴近腹部，过渡到**半鱼王式**（a）。保持五次呼吸，然后放下右腿，膝盖着地，右脚踝搁在左膝外侧，过渡到**吉祥坐**（Svastikasana）**加前曲**（b）。如果保持这个姿势太困难，也可以采用简易坐。保持五次呼吸，然后吸气，身体挺直，右脚从左膝下面穿过去，左右脚掌相对，膝盖触地，过渡到**束角式**（c）。保持几次呼吸，然后双膝同时抬起，双脚踩地，上半身离地，过渡到**花环式**（Malasana）（d）。双脚掌心贴合（或者在力所能及的范围内尽量靠近），双膝分开，身体前倾，夹在双腿之间，保持五次呼吸。然后抬起臀部，慢慢伸直双腿，过渡到**站立前曲**（e），膝盖绷直，尽量将膝盖骨向上拉。如果你的腿筋或后腰很紧张，也可以稍稍弯曲膝盖。保持五次呼吸，然后回到**下犬式**（f）。从半鱼王式开始，在另一侧重复这六个体式。最后回到**山式**（g）站立。

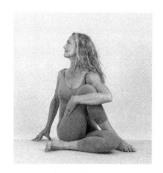

半鱼王式（a）

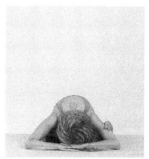

吉祥坐加前曲（b）

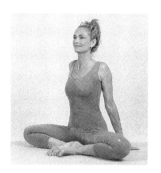

束角式（c）

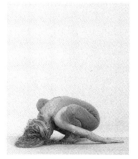

花环式（d）

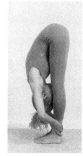

站立前曲（e）

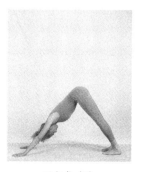

下犬式（f）

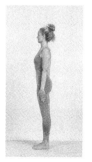

山式（g）

舞王式（Natarajasana）准备　右膝弯曲，右手握住右脚踝，脚后跟尽量贴近臀部，膝盖冲着地面。这个体式能放松股四头肌和腰肌。左臂向前上方伸展。先张嘴再合上，下颌左右晃动。保持五次呼吸，然后在另一侧重复同样的动作。双脚都回到地面上后，向右迈出一大步。

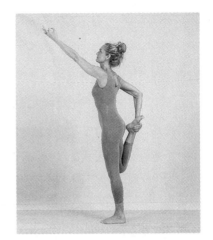

舞王式准备

战士二式　左脚向右转十五度，右脚向右转九十度。吸气，双臂侧平举，与地面平行，右膝弯曲九十度，位于脚踝正上方。唱诵"唵"三次，保持专注，放松下颌。在另一侧重复同样的动作，再次唱诵"唵"，然后双脚并拢，走到瑜伽垫前方。战士二式能增加你的勇气和力量。

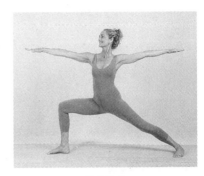

战士二式

山式，面部呈狮子式（Simhasana）　山式站立，膝盖微微弯曲，双手按在大腿上。张开嘴巴，发出狮子一样的吼声，伸出舌头，缓解下颌的紧张，释放腹部被压抑的能量。重复做三次。狮子式有很多好处，能刺激甲状腺，改善血液循环。我经常用这个体式消除负罪感和其他郁结的情绪。

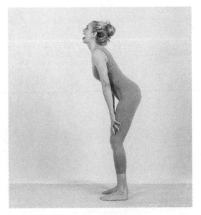

山式，面部呈狮子式

拜日式第一套　山式（a）站立，吸气，**双臂高举过头**（b）。呼气，过渡到**站立前曲**（c）。吸气，弯曲膝盖，正视前方；呼气，向后迈出一步或跳出一步，过渡到**俯卧撑式**（Chaturanga Dandasana）（d）。如果光靠双手和脚踝无法支撑身体，你也可以弯曲膝盖，贴近地面，脚尖绷直。吸气，含胸低头，过渡到**上犬式**（Urdhva Mukha Shvanasana）（e），然后呼气，过渡到**下犬式**（f）。集中注意力，保持五轮呼吸。然后弯曲膝盖，向前迈出一步或跳出一步，过渡到**站立前曲**（g）。吸气，双臂向上伸展，过渡到**展臂后仰式**（h），然后回到**山式**（i）。重复拜日式第一套的全部动作三到五遍。这套动作的节奏非常重要，它有助于放松神经。做完全套动作后，保持下犬式一段时间，然后双膝跪地。

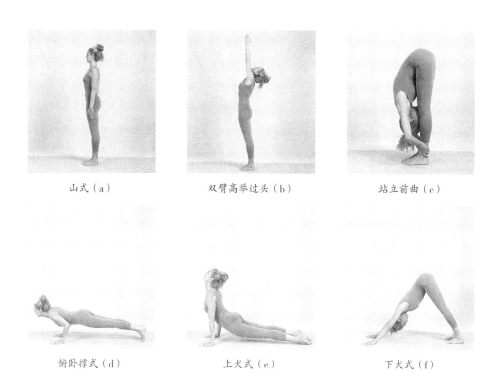

山式（a）　　　　　　双臂高举过头（b）　　　　　　站立前曲（c）

俯卧撑式（d）　　　　　上犬式（e）　　　　　　下犬式（f）

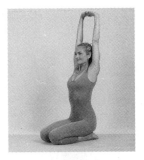

站立前曲（g）

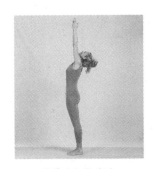

展臂后仰式（h）

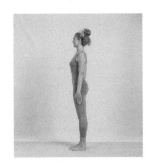

山式（i）

英雄坐（Virasana） 双膝并拢，臀部坐在双脚之间的地面上（如果无法触及地面，也可以坐在瑜伽砖上）。保持五次呼吸，呼气时下颌振动，发出蜜蜂一样的嗡嗡声。然后双腿交叉，坐在双脚后面的地板上。

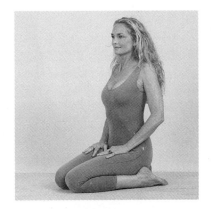

英雄坐

反台式（Purvottanasana） 膝盖弯曲，双脚和臀部着地，双手撑在身后，离身体大约六英寸（约十五厘米）。吸气，尽可能抬起臀部和身体，抬得越高越好，过渡到反台式。头部保持中立的位置。吸气，放下身体，再抬起、放下两次。回到坐姿。

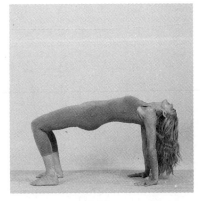

反台式

简易坐 盘腿端坐，左腿在右腿前方，练习**圣光调息法**（Kapalabhati）。这是一种清洁头脑的练习，为接下来的调息做准备。只用鼻子吸气，用嘴急促有力地呼气。主动呼气，被动吸气。有节奏地重复三轮，每轮急促有力地吐气九次，每轮之间自然呼吸三次。然后仰面平躺。

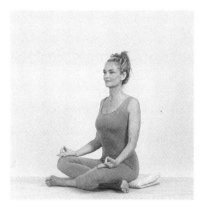

简易坐

挺尸式 用瑜伽带把左右大腿绑在一起，在上面压上重物（如果你很难平静下来，压在大腿上的沙袋或重物可以起到镇静作用）。用眼枕遮住眼睛。先张嘴再合上，晃动或按摩下颌。双臂搁在身体两侧，掌心朝上。如果眼珠在眼皮下乱转或呼吸变得急促起来，就取下重物和眼枕。保持七分钟。如果你仍然很焦虑，坐直身体，盘腿冥想。

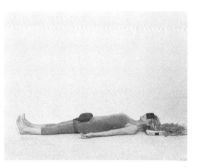

挺尸式

瑜伽让我们身心合一，与"真我"（通常称为"灵魂"或"精神"）建立联系。这种联系让我们找回了与生俱来的爱与美，这正是我们一直以来渴望的东西。除了一天又一天循序渐进地戒瘾，我们还可以充分利用一个又一个的体式。

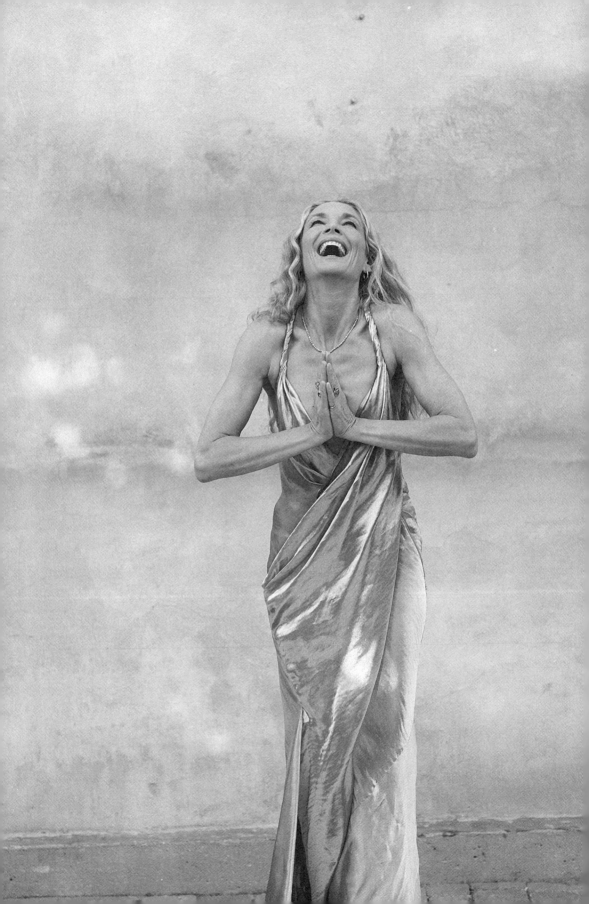

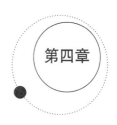
宽恕

宽恕是你需要的财富

用于打造你的羽翼

让你回归

神圣自由的真实王国①

——哈菲兹《宽恕即金钱》

我不知道自己是怎样一步一步走到现在的。你可以称之为机遇、命运、因果报应或是守护天使，但似乎只是在正确的时间、正确的地点发生了一系列偶然事件，好运就这样出现了。我们每个人都在不停往上抛球，关键在于最终选择接住哪个球。

在皮卡迪利酒店戒掉海洛因之后，我讲求实际的天性爆发了。我需要一份工作！

我开始到处找招聘广告。有一天，我走在麦迪逊大道上，经过第三十八街的一家行政酒店，刚好看见玻璃上贴着"诚招餐厅女服务员"。我走了进去，但没看见餐厅在哪儿。前台的男士让我出门下楼左转。如果没人告诉你，你肯定找不到这家餐厅。我刚进门的时候，里面实在是太暗了，我先适应了一阵子，眼睛才能看见东西。

———————————

① 转译自美国诗人、玄学诗译者拉蒂斯基（Ladinsky）的翻译。

我看见一位女士在边弹钢琴边唱蓝调，吧台边上站着几个像是从《教父》电影里走出来的男人。这家餐厅名叫"角落里安静的小桌"。

经理当场拍板录用了我，并递给我一套制服——黑色紧身衣和长筒渔网袜。不过，他很快就发现我是个糟糕的女服务员。于是，我被打发去看大衣了。

这家餐厅吸引了不少名人。每个包间都挂着珠帘，还有两个电灯开关——开绿灯是叫服务员，开红灯则意味着客人不想被打扰。著名女影星葛丽泰·嘉宝常常过来吃晚饭。送她过来的男人从不坐下，总在门边等着。嘉宝就像她在电影《大饭店》里扮演的角色一样，有种"让我一个人待着"的气质，而且也没人敢去打扰她。嘉宝喜欢点法式洋葱汤，付账时会留小费。她会仔细数好零钱，把它们留在桌子上。

我开始上班后不久，一位带欧洲口音的黑发男士走进餐厅，上下打量了我一番。当我接过他的大衣时，他把手伸进口袋里，掏出一张名片。"我叫佐利，"他说，"你完全可以做模特。有空给我打个电话吧！"

我自然是满腹狐疑。自从我到餐厅上班，在很短的时间里已经发生不少怪事了。某一天，有个男人说想看我浑身一丝不挂、只穿高跟鞋洗澡，他愿意为此付我一万块钱。那个家伙是餐厅的常客。尽管我相信这只是"不动手"的偷窥，而且我确实很需要钱，但我还是没有接受。

佐利留的地址是上东区的一栋褐石建筑，墙上挂着真正的模特照片。办公室里有一张大大的圆桌，专业联络员们围坐在桌边，桌上放着一只巨大的滚筒式名片夹。电话铃声响起，名片夹转动几下，一桩买卖就成交了。当时，他们主要代理男模特，但也有一些女模特。德国传奇超模维鲁舒卡就是佐利负责的。吉娜·戴维斯做演员之前也在这里工作过。

在佐利的办公室里，我觉得自己就像个来自中西部的农村女孩。当然，我本来就是。但对他们来说，我从哪里来并不重要。重要的是，我身高五英尺九又二分之一英寸（约一米七九），体重一百二十五磅（约五十六公斤），还有两条修长的美腿。跟我聊了几分钟后，佐利就决定签下我了。

我离开办公室的时候，他的一位助手把我送到门口。

"你多大了？"他问。

"十九。"我说。

"你是哪年出生的？"

"1959 年。"

"我们就说是 1962 年吧，"他建议，"你现在十六岁。"他眨了眨眼睛，我微微一笑，事情就这么定了。他传递的信息很明确——要做模特，十九岁已经太老了。

在接下来的二十一年里，我一直谎报年龄。即使是对关系最好的模特朋友，我也在撒谎。每当签下一份国外的工作，我都担心摄影师、其他模特或客户会看见我的护照，谎言会被拆穿，我会被解雇，最终羞愧而死。

联络员开始送我去摄影师那里，摆造型让他们拍"测试照"，丰富我的作品集。这是第一步。虽说拍这些照片一分钱也不赚，但被别人拍下来还是让我既兴奋又害怕。

我和杰夫搬进了康涅狄格丹伯里一个叔叔家的地下室，因为我们租不起纽约的公寓。我每天坐火车进城，然后步行上班。我没有错过一次面试。我觉得自己不是做模特的料，但我一直在努力尝试。每个模特都希望拥有一本厚厚的作品集，里面夹满了时尚大片，也就是杂志刊登的大幅照片，而不是测试照或给商品目录拍的照片。我过了很长一段时间才实现目标。大概要参加三十到五十次面试，我才会接到复试通知。

不过，渐渐有客户愿意要我了。我的第一份工作是给一本爱情小说拍封面。客户付我每小时七十五美元，只有市场价的一半。我们的摄影工作室是个位于四楼的小房间，活像脱衣舞俱乐部的演员休息室。摄影师至少有八十岁，是个很有个性的女人，非常热爱自己的工作。她给我穿的衣服脏兮兮的，看起来像是某个高中剧团的戏服。幸运的是，我们要卖的是性感的书，而不是性感的衣服。我通常都要偎着人高马大、肌肉发达的男模特摆造型。我的工作就是穿着露肩的白裙子，努力挤出乳沟，摆出一副欲望十足的样子。我们通常要在一小时内拍出三幅封面。

有一天，经纪公司打电话来告诉我一个好消息：杰西潘尼百货公司签下了我，让我给他们试拍商品目录的封面。我兴奋极了，激动程度超过了后来的任何一次签约，甚至包括《时尚 COSMO》（Cosmopolitan）、《时尚芭莎》（Harper's Bazaar）、《魅力》（Glamour）、《服饰与美容》（VOGUE）。在我的家乡，杰西潘尼的商品目录就是时尚的代名词，因为这家百货公司是布拉夫顿最高档的商店。我在纽约的朋友没有一个能理解，杰西潘尼对一个来自印第安纳布拉夫顿的女孩有多么重要的意义。我那时根本就是个土包子。我努力压抑兴奋之情，保持酷酷的外表，免得被别人嘲笑。

当你被签下试拍封面的时候，那只是一次尝试，不保证一定会登上。不过，杰西潘尼最终还是用了我的照片做商品目录封面。我穿着红色外套、白色衬衫和牛仔裤，松松地系着一条黑领带，就像穿着男朋友的衣服，活像个嬉皮士。目录印出来以后，摆在布拉夫顿杰西潘尼百货公司里显眼的位置。见我有了工作，爸爸妈妈终于松了一口气，开始为我感到骄傲了。我当时每小时能赚一百五十美元。

上高中的时候，我在韦恩堡的报纸上看见了一则模特公司的招聘广告。我把它剪下来，看了又看。上面写着，只要是身高超过五英尺九英寸，体重一百二十磅，双眼间距较大的女孩就能做模特。这说的不就是我吗！我从来也不觉得自己漂亮。我在成长过程中一直是个被兄弟们取笑的平胸女孩。他们会嘲弄我说："科琳，侧着站好，伸出舌头。你看起来就像条拉链！"

十六岁的时候，我遇见了一位住在布拉夫顿附近小镇迪凯特的摄影师，他想给我拍些照片。尽管我平时既笨拙又害羞，但在镜头前却觉得很自在。我会自由舞动，摆出各种造型，在照片上看起来很棒，就像我上辈子是做这个的一样。

我从小就喜欢用肢体语言表达内心的想法。我不知道，是不是它让我走上了模特之路。如果佐利没有路过那家餐厅，我还会不会成为模特？虽说我凭着好运入了行，但成功的概率又有多大？

有些人相信好运是靠自己创造的，我则更喜欢瑜伽的观点——福兮祸之所倚，祸兮福之所伏。我们通过瑜伽了解到，没有所谓的好坏之分，因为万物都在不停变化，很少有东西是你现在看到的样子。关键就在于，不要对任何情况或结果产生执念。我最喜欢的一个中国哲理故事完美地诠释了这一点。

有位老农多年以来一直牵马下地干活。有一天，这匹马跑掉了。听到这个消息后，邻居纷纷表示同情："你运气真糟糕啊！"

"还说不定呢。"农夫回答说。

第二天早上，那匹马跑回来了，还带回了三匹野马。

"你运气真好！"邻居们惊呼，"你多了三匹新马！"

"还说不定呢。"农夫回答说。

第二天，农夫的儿子试骑野马，被甩下马背，摔断了腿。邻居们纷纷前来安慰。

"太糟糕了！"他们说。

"还说不定呢。"农夫回答说。

第二天，村里来了很多士兵，青年男子都被征入伍。农夫的儿子因为断了腿，逃脱了兵役。邻居们都来表示祝贺，说骑马出意外其实是件好事。

"还说不定呢。"他说。

就这样，故事还可以继续讲下去。生活时而美丽，时而丑陋，时而忧伤，时而快乐，是一段无法预测的疯狂旅程。我们能做的就是带着爱意和幽默感踏上旅途。无论你认为此时此刻是好还是坏，都请关注当下的呼吸。因为，我们只拥有当下。正如我爸爸常说的："一切都会过去。"

我刚开始做模特的时候，手机还不是人人都有的。我一直把电话号码和工作预约记在备忘录上。当时，我和杰夫在怀特普莱恩斯租了一间小公寓，仍然很靠近纽约北部，但比丹伯里要近多了。我每天都从公寓乘车去市里。由于模特必须和经纪公司保持联络，我的"办公室"是中央车站里的一个电话亭。我会从那儿打电话给公司，确认第二天拜访客户的安排。当时我和杰夫过得捉襟见肘，我只好去哪儿都走路，连坐地铁都成了一种奢侈。我会认真规划路线，只为能经过我最喜欢的廉价食品店，好买些比萨、椒盐卷饼或黑白夹心饼干吃。

有一天，我的经纪人丽莎告诉我，要我去见一位名叫罗宾·瑟依曼的摄影师，他想拍一些测试照。我见过罗宾·瑟依曼给 *Glamour* 杂志拍的彩页，那些照片都美得惊人。我很激动，因为终于能见到罗宾本人了。不过，我原本以为罗宾是个女人。我抵达摄影棚的时候，有个像摇滚明星一样帅气的男人给我开了门。

"我来见罗宾。"我说。
"啊，"他用美妙的英国口音说，"我就是。"
我以前从来没有见过叫罗宾的男人，我的困惑把大家都逗乐了。他来自伦敦南部的一个小镇，有一双温柔善良的眼睛，既毒舌又迷人。他非常聪明，在苏格兰爱丁堡大学取得了两个学位，还在伦敦皇家艺术学院取得了一个学位。
罗宾给我拍了一些测试照片，交给 *Company* 杂志，也就是英国版的 *Glamour* 杂志。如果得到了这份工作，我在模特界的层次将大大提升。

我每天都给丽莎打电话，问我有没有拿下这份工作。她总是回答："没有，现在还不能确定。"但有一天，我打电话过去，她说："他们已经确认了。你要去克里特岛的海边小镇，拍十页的彩页，还有杂志封面。"

我其实根本不知道克里特岛是哪里，但我已经激动得神志不清了。我过去从来没有坐过飞机。我慌里慌张地办了护照，短短两个星期后，我就登上了飞往爱琴海的航班。我们拍照的小镇叫莱夫卡拉。直到今天，我都没有见过比它更典雅的地方。我们在那里待了一个星期，感觉就像是时光倒流了。小镇的街上铺满鹅卵石，美丽的女孩和少妇坐在城市广场的长椅上，编织当地著名的蕾丝花边。从小孩到抱着面包和蔬菜回家的老婆婆，每个莱夫卡拉人的脸上都充满喜悦。小镇的露天市场里摆着一排排亮闪闪的鲜鱼，都是几小时前刚刚捕上来的。我在印第安纳长大，以前吃过唯一的海鲜就是保罗太太牌冻鱼条，我妈妈每个星期五都会给我们做这道菜。

拍摄进行得很顺利，不过我还是很没有安全感。我的装束是"自然范儿"的，服饰休闲，基本不化妆，鬓发里编着蕾丝。罗宾希望我融入周围的环境，尽可能表现得自然一些。我试着按照他的要求摆造型。我得迅速学会一种和相机打交道的新方式。在接下来的二十年里，我将在罗宾的镜头前待上数百小时。做到这一点可不容易。他要求我展现出最真实的一面，这让我觉得很不自在。但这确实挖掘出了我的潜力。

这是我了解人类而不是人类行为的第一课。我必须活在当下，而不是藏在虚伪的身份背后。罗宾想拍的是我，而不是我假装的某个模特。问题在于，连我都不知道"我"是谁。尼萨伽达塔有一整本书都在谈论"我是谁"。他写道："抛开所有问题，只留下'我是谁'。毕竟，你唯一可以确定的事实就是，你在这里。'我在'是确定的，'我是谁'是不确定的。努力寻找你在现实中是什么样的人吧。"

练瑜伽有助于我们深入"我是谁"这个问题的核心吗？我是我的性格吗？我是我的职业吗？我是我的身体吗？我是我的情绪吗？尼萨伽达塔认为，如此强烈地依赖自我创造的标签，如性格、职业、身体和情绪，使我们离真实的自己越来越远。当我们把"我不是"的东西全部剥离，留下的会是自己的本质吗？寻找自身本质是一种解放，因为我们感受到的自己不是碎片，而是整体。在这种状态下，没有恐惧，只有纯粹的爱。

其实，我至今仍在探索这些问题：我是谁？我不是谁？我在做挺尸式、冥想和调息的时候，有时能感觉到"身心合一"。甚至在叠衣服或听音乐时，我也会有同样的感受。我进入了不绝望、不疏离的"空"的境界。我能够跳出身体之外，观察自己的想法和呼吸。罗宾让我剥下了一层伪装。最终，这让我进入了放松的状态。我发现，支撑一副伪装需要付出很多的努力。

结束 *Company* 杂志的拍摄工作后，佐利建议我搬到巴黎住几个月，丰富一下自己的作品样张，也就是杂志刊登的时尚大片和广告。当时，巴黎有很多拍摄时尚大片的工作，当地的摄影师很喜欢找美国女孩做模特。不得不离开杰夫一段时间让我感觉很糟糕，但事实上我们早就踏上了不同的人生轨迹。

我和其他五个女孩一起，搬进了巴黎香榭丽舍大街上的一栋高级公寓，她们之中就有我的室友朱莉·汉娜哈。她很快就成了我最好的朋友。其余四个女孩似乎没有做太多的模特工作。一到周末，她们就去一位中东富豪的奢华游艇上玩，每次都能带回大把的钞票。我和朱莉从来没有接受过"游艇周末"的邀请。

在巴黎，我没有体验到普通人想象的精彩绝伦的"模特生活"——轻松赚大钱，穿名牌服饰，出入高档餐厅和俱乐部，有自己的豪车司机。事实上，在巴黎的美国模特都在拼命干活，赚的钱很少，每天晚上下班后都在香榭丽舍大街上的麦当劳里打发时间。我的一日三餐基本都是大份薯条和巧克力奶昔。我每天的日程就是早早起床，参加面试或奔赴预约，跟朱莉在麦当劳见面，然后疯狂地想家。最重要的是，我感觉和杰夫越来越疏远，不知道自己家在何处。不过，这些都是值得的，因为我在 1981 年年中回到纽约时，带回了厚厚一本作品集，包括为 *ELLE* 和 *Madame Figaro* 杂志拍摄的大片。我开始定期接活儿了。

正如前面的哲理故事所揭示的哲理，机遇第一次出现可能是福，但很快就会转化成祸。我签下了一单看似很不错的工作——在热带地区拍摄三天，每天能赚一千两百美元。这份工作是为一家很有信誉的公司拍商品目录，摄影师和艺术总监我都认识，以前也合作过。

于是，我飞了过去。摄影师来机场接我，热情地招呼我，说要送我去酒店，让我在开拍前先休息一下。但是，他开车把我带到了一幢很难描述的建筑物里。我们爬上楼梯，走进了一间有两张单人床的黄色墙壁的小房间。艺术总监站在屋里，脸上的表情很怪。我心想，大事不妙！

我内心慌乱，但设法保持冷静。我感谢摄影师来机场接我，说自己打算小睡一会儿。我建议他们俩先回自己的酒店，过一会儿再碰头。我坐在床上，摄影师突然爬到了我身上，开始吻我。艺术总监则不怀好意地打量着我，看上去迫不及待地想采取行动了。

我设法让摄影师停下来，然后扭头望向艺术总监。"我知道你结婚了，"我说，"也知道你有孩子。如果你妻子知道了你做的事，她会怎么想？如果这种事发生在你女儿身上，你会怎么想？送我回机场，我会忘了这件事，假装什么也没发生过。我不会告诉别人的。"肯定是这番话起了作用，因为他们嘀咕了一会儿，艺术总监就开车把我送回了机场。我那天晚上就睡在候机大厅的地板上，直到买到回家的机票。

我乘坐的航班在纽约降落后，我马上打电话给杰夫，让他接我回家。我整个人都麻木了，什么话也不想说，只是一口咬定要回家。杰夫开车把我送到了俄亥俄州的格林维尔，我爸爸当时刚搬到那里。杰夫既困惑又生气，我则既伤心又寂寞。我知道，我们的婚姻不会持续太久了。

待在格林维尔给了我急需的喘息机会。那幢大房子窗明几净，充满欢笑。爸爸白天去上班，埃德和约翰是仅剩的留在家里的孩子。由于他们都是音乐家，家里总是充满了音乐。我一直在蒙头大睡，想弄清到底发生了什么事。是不是我做错了什么，导致这种事发生？是不是我在面试的时候态度太轻佻了？是不是我的穿着太有暗示性了？

我一直为拍片时发生的意外自责，不想面对或重温当时发生的事。我的正确做法应该是打电话给经纪公司，告诉他们发生了什么事，让艺术总监和摄影师吃不了兜着走。但"正确"的做法并不容易做到。我觉得我的婚姻也是一样。我想逃离婚姻的围城，但又觉得愧疚，因为这么做违背了承诺，会让杰夫和他的家人失望。

我的情绪起起伏伏，就像坐过山车一样。我给家人带来的巨大痛苦，拍片时被两个男人侵犯造成的恐惧，还有解除婚姻关系的复杂后果，都让我难以承受。我当时还不知道，在每一种情况下，我都尽可能做到了最好。有时候，原谅自己要比原谅别人难多了。

尼萨伽达塔写道，爱自己是爱别人的第一步。但我们必须先了解自己，才能去爱自己。爱自己会带来自尊和感恩，自尊和感恩会让你有清晰的认识，做"正确的事"。培养这种爱需要多加练习。练瑜伽、调息、冥想和学习《瑜伽经》都能帮你开启知识与爱之门。这些知识与爱既和自己有关，也和他人有关。

我和杰夫的婚姻走到了尽头，离婚的过程既痛苦又令人难堪。我回到纽约，和一个名叫杰基·富勒的模特搬到了一起。杰夫卖掉了我们位于怀特普莱恩斯的公寓，搬回了中西部。我拿到了那次虚假商品目录拍摄的工资，对当时发生的事绝口不谈，直到很多年之后才公之于众。

爸爸妈妈一直很支持我。现在，我有能力为他们做些事了。爸爸喜欢古董车，梦想拥有一辆红色真皮内饰的 1952 年款白色名爵（MG）跑车。我弟弟马克找到了那辆车，我买下了它，姐姐佩吉把它藏在了自家车库里。12 月，我飞回家过节。圣诞节早上，我们聚在佩吉家，享用传统的焗烤芝士香肠蛋。马克翻出一本汽车百科全书，假装随意地让老爸挑选一辆最喜欢的车。他指了指名爵。

我们都努力表现得淡定。"嘿，老爸，"马克说，"我们为什么不去车库看看呢？"爸爸走进车库的时候，我们都围在车边，咯咯直笑。

"圣诞快乐，老爸！"我说。

刚开始，他瞠目结舌，一个字也说不出来。"这是什么？"他问。"你的圣诞礼物呀！"我回答。

马克打开了驾驶室的门，让爸爸进去看看，但爸爸已经惊呆了。他转身对我说："亲爱的，你不用这么做的。""不，爸爸，我要！"

那天早上，我们都流下了热泪。我觉得，泪水就像淋浴一样，冲掉了所有的情感垃圾。我能感觉到，自己一直以来郁结于心的紧张和愧疚消失了。天空中重新有了阳光。我回到家人身边，得到了他们的谅解。我也原谅了我自己。

爸爸给予了名爵无微不至的照料，开着它在布拉夫顿转了很多年。

我喜欢想象下面这幅场景：每当爸爸戴上意式鸭舌帽，坐在红色真皮座椅上，身边坐着妈妈的时候，他都会微笑着想起浪子回头的女儿。她带着礼物回家看望亲爱的爸爸妈妈了。

瑜伽体位串联：关爱自己，善待自己

我们通过学生来了解自己。所以我们会说，学生是我们的老师。瑜伽老师都很清楚这一点。有的学生每节课课后都会跑过来，给我讲一个新的悲惨故事。有的学生似乎对瑜伽毫无兴趣，我简直搞不懂他为什么要来上课。还有的学生刚刚结束化疗，顶着亮闪闪的光头，身体发出化疗药物的金属气味，灿烂地笑着对我说："感谢瑜伽！"

有些问题是我们自己造成的，有些不是。无论如何，我们都不希望被痛苦、愧疚和愤怒压抑。这套串联动作会逼出我们体内淤积的废物，逼出让我们喘不过气来的负面情绪。瑜伽能够增加身体的灵活性和活动范围，让我们时刻感觉更轻盈。有些人肌肉紧绷，内心世界却很宽广；有些人身体灵活，内心却受到了束缚。瑜伽可以清除体内的垃圾，为我们开辟足够的空间，承载自己过去的经历。

撒谎和指责会让你身体僵化，诚实和宽容则会让你活在当下，活得充实。

不谅解某人，就像是自己吃下老鼠药，却指望别人死掉。你或许能找出自己体内"不宽容"的地方。对我来说，那是我的喉咙。你可以用瑜伽舒缓这些区域，得到暂时的解脱。但如果你不学会谅解，这种解脱只是表面的。

这套串联动作的关键是学会放手，继续前行。我们可以哄骗身体打开，但不会一直这么做。运用"扭转"打开容易淤积垃圾的区域，如骨盆、腹部、膈肌或咽喉。运用"后弯"打开你的心扉，学会关爱自己，怜悯他人。

第一次做这个练习的时候，双手合十，作祈祷的姿势放在胸前，将它献给你深爱的人，或者让你内心充满爱的人。第二次做这个练习的时候，将它献给你不喜欢也不讨厌的人。第三次做这个练习的时候，将它献给你需要原谅的人，或者应该原谅你的人。注意自己有哪些部位是紧绷的。如果献给某个人实在太难了，你也可以暂且放下不提，等过几天再试试。等到你能真心诚意地献给某人后，唱诵"唵"三次，营造一个安全、神圣、包容的空间。

从**束角式**开始，双脚掌心贴合，膝盖向两侧分开（a）。放下左膝，搁在右腿旁边，左脚架在右脚足弓上，过渡到恢复性的俯卧扭转式（巴拉瓦伽式变体）。用瑜伽抱枕的一端顶住右髋骨，整个身体趴在上面，头向左转（b）。保持八次呼吸，然后头向右转，同样保持八次呼吸（c）。这能加深扭转（如果你觉得动作过于剧烈，也可以把头转回最开始的位置）。在另一侧重复同样的动作。

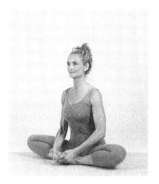
束角式（a）

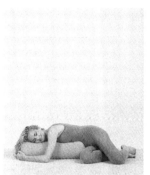
恢复性的俯卧扭转式（b）

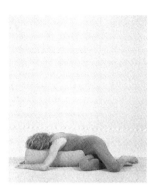
恢复性的俯卧扭转式（c）

巴拉瓦伽式（Bharadvajasana）　回到束角式，放下左膝，搁在右腿旁边，左脚架在右脚足弓上。身体向右转，双手撑在右腿外侧的地面上。在左侧重复同样的动作。每一侧保持五次呼吸。关注"扭转"的感觉，感觉它从双脚上升到双腿和骨盆，然后自下而上穿越背部，直达颈部和头部。感觉"扭转"就像水泵一样，时而压紧，时而放松。进入和退出扭转体式的时候，身体可以稍微动一动。

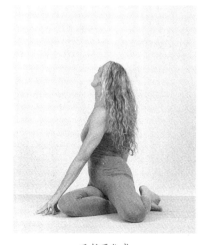
巴拉瓦伽式

圣哲玛里琪三式 从手杖式开始，双腿前伸，身体挺直。然后弯曲左膝，左脚搁在左坐骨前方。身体向左转，右臂抱住左膝，头向左转。进入和退出这个体式的时候，身体可以轻轻晃动。每一侧保持五次呼吸。

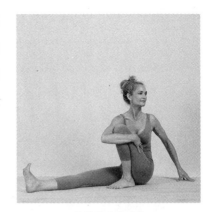

圣哲玛里琪三式

圣哲玛里琪一式 回到手杖式，弯曲右膝，右脚搁在右坐骨前方。右肘部放在右膝内侧，掌心向左转。双腿紧贴地面，胸部像热气球一样浮起。保持这个姿势，轻松地呼吸五次，然后在另一侧重复同样的动作。

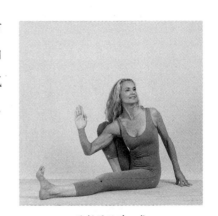

圣哲玛里琪一式

双手双膝着地，脚趾蹬地，然后抬起臀部，过渡到**下犬式**（a）。膝盖绷直，保持五次呼吸。集中注意力，尽量伸直双臂，臀部向后移。然后伸直双腿，保持五次呼吸。身体放低，双手双膝着地，右臂滑过左臂下方，右肩和右脸贴地，过渡到**穿针式**（b）。用左手指尖按压地面，控制身体扭转的程度。保持五次呼吸，然后在另一侧重复同样的动作。

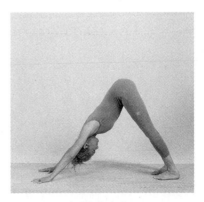

下犬式（a）

抬起臀部，过渡到**下犬式**（c），然后右膝跪地，移向左脚内侧，伸直左腿。左臂向上举起，指向天花板，过渡到**侧板式**（Vasishthasana）**变体**（d）。保持五次呼吸，在另一侧重复同样的动作，回到**下犬式**（e）。

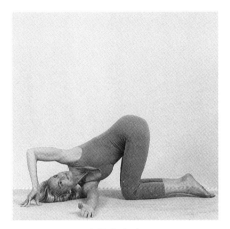

穿针式（b）

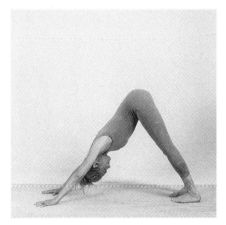

下犬式（c）

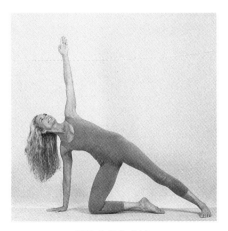

侧板式变体（d）

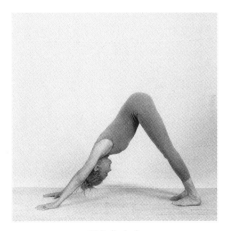

下犬式（e）

三角扭转侧伸展式（Parivritta Parshvakonasana）变体 从下犬式开始，左脚向前一步，右手撑地，左手大拇指卡在左腹股沟内，牵引髋部前后移动。后腿绷直，上半身向左转（a）。回到下犬式（b）。在另一侧重复同样的动作，保持五次呼吸。

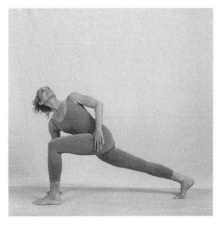
三角扭转侧伸展式变体（a）

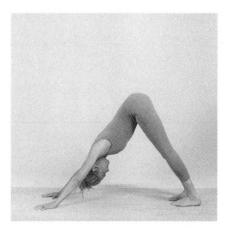
下犬式（b）

手杖式（a）端坐，双腿前伸。左膝弯曲，膝盖指向左侧，过渡到头碰膝扭转前曲伸展坐式（Parivritta Janu Shirshasana），左腿和身体的夹角略大于九十度（b）。右手肘部和前臂放低，掌心朝上，搁在右腿内侧。左臂向右上方伸展，位于左耳上方。上半身向左转，微微向后倾斜。保持五次呼吸。在另一侧重复同样的动作。

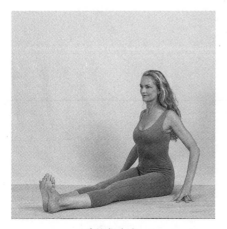
手杖式（a）

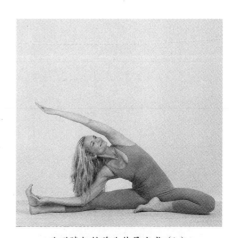
头碰膝扭转前曲伸展坐式（b）

鱼式辅助练习　仰面躺在瑜伽抱枕（或卷起的毯子）上，抱枕的长轴与你的脊椎垂直。用肩胛骨支撑身体，头部舒服地枕在地面或叠起的毯子上。双臂向两侧伸展，肘部像仙人掌一样弯曲。保持十五次呼吸。

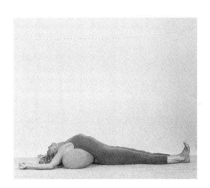

鱼式辅助练习

眼镜蛇式（Bhujangasana）　俯卧在瑜伽垫上，双手撑在胸部两侧的地面上。吸气，拉伸腰部，抬起胸部，过渡到眼镜蛇式。保持几次呼吸，然后呼气，身体趴下。重复三次。

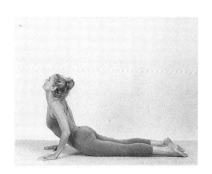

眼镜蛇式

桥式（Setu Bandhasana）　仰面平躺，膝盖弯曲，双脚着地，脚后跟搁在坐骨前方。吸气，抬起臀部，十指交握，放在骨盆下方，双臂紧贴地面。保持五次呼吸。臀部放低，改变十指交握的方式，再吸气，抬起臀部。保持五次呼吸。

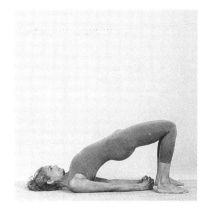

桥式

倒剪式 把瑜伽抱枕放在离墙四到六英寸（约十到十五厘米）的地方（如果你个子比较矮，就放得离墙近一些；如果个子比较高，就放得离墙远一些），与墙平行。坐在抱枕上，髋部靠墙。呼气，左右摇摆，肩膀紧贴地面，双腿向上伸展，搁在墙上（a）。你可能会从抱枕上滑下来，所以尽可能让臀部靠近墙壁。最理想的情况是，你的坐骨会陷在抱枕和墙壁之间，使上半身形成一个平滑的拱形。如果拱形看起来比较扁平或凹陷，请弯曲膝盖，双脚蹬墙，臀部抬起，让抱枕远离墙壁，向外滑一两英寸（约二点五到五厘米）。然后回到原来的姿势，观察身体的形状。如果你的腿筋绷得很紧，也可以稍稍弯曲膝盖（b）。保持三到五分钟，增加双腿的灵活性。

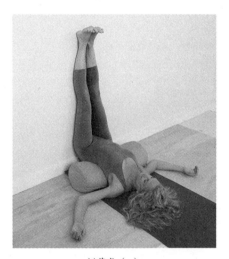

倒剪式（a）

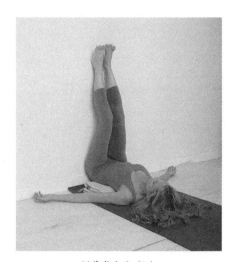

倒剪式变体（b）

挺尸式 仰面平躺，双腿伸直，双臂放在身体两侧，保持挺尸式三到五分钟。放松所有的肌肉，沐浴在当下的美和爱之中。

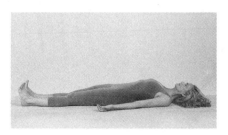

挺尸式

苏菲派诗人鲁米[①]写道："人生就像一家宾馆。"我们无法选择上门的人，但可以邀请所有人都作为贵宾来访，就连"愤怒"和"耻辱"这两位也不例外。他说，我们应该像完美的主人一样，在门口迎接他们。他建议我们感谢每位客人，因为他们都是彼岸派来的向导。

---

① 鲁米（Rumi），13世纪波斯诗人、法学家、伊斯兰教学者。

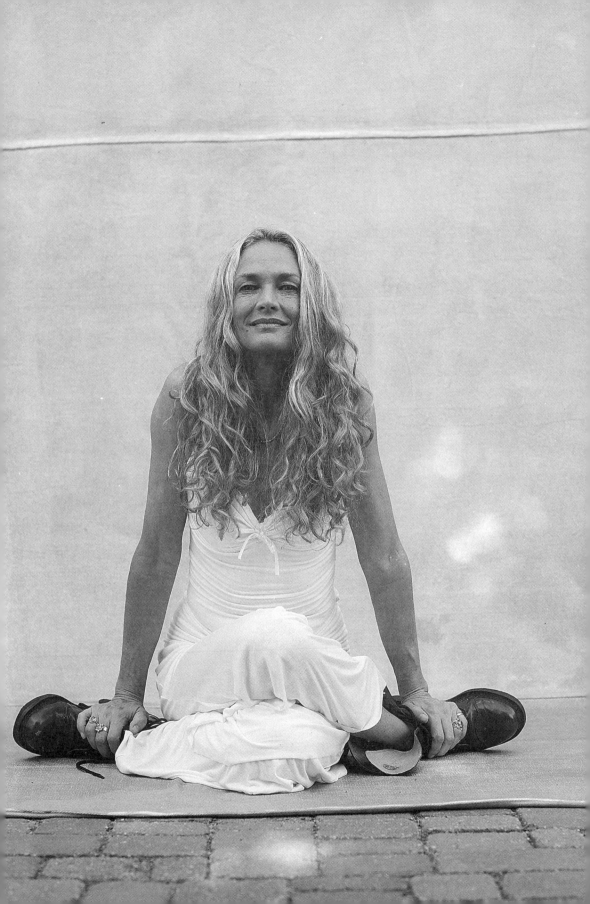

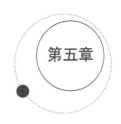

第五章

自信

马哈拉吉："我存在"是终极事实，"我是谁"则是每个人都要寻找答案的
终极问题。

提问者：每个人的答案都是一样的？

马哈拉吉：内涵相同，表述各异。

——尼萨伽达塔·马哈拉吉《我就是那》

我在克里特岛给 *Company* 杂志拍完时尚大片后，收到了佐利发来的消息。他说
设计师华伦天奴找我拍广告，让我直接去米兰。给我拍照的摄影师是马可·格拉维
亚诺，一个在时尚界响当当的名字。我既兴奋又紧张，因为这是我接的第一个广告。
拍广告和给 *Company* 杂志拍大片是完全不同的类型。拍大片能丰富我的作品集，但
赚的钱不多。拍广告更有利可图，曝光率也更高，因为它们会出现在公交站台、广
告牌和杂志上。

我走进米兰的摄影棚后，一位工作人员示意我坐到椅子上。几位造型师开始围
着我打转，一边打量我那头又长又卷、乱蓬蓬的金发，一边用意大利语激烈地讨论
着什么。其中一位造型师突然抓起剪刀，咔嚓咔嚓就剪了下去。他把我的头发剪到

了下巴的位置，然后烫得直溜溜的。我整个人都被吓呆了！我爱我的长发！泪水顺着我的脸颊流了下来，但没有人关心，也没有人在意。我盯着镜子，简直认不出里面的女人了。她是谁啊？她看上去既成熟又典雅，非常契合华伦天奴品牌优雅的气质。我来到了米兰，为意大利名牌设计师做模特，由顶尖摄影师拍大片，这难道不是每个模特都渴望的吗？我们一直工作到深夜。我渐渐接受了短发造型，也接受了这个全新的、端庄典雅的自己。我过去从未想过自己还有这样一面。

由我作为封面的那一期 *Company* 出版时，我已经在巴黎待了几个月了。大街小巷的每个报刊亭里都摆着我的脸！那种感觉真是疯狂！我一方面为自己骄傲，另一方面又想跑掉躲起来。我一方面想告诉走过的每个人"嘿！那本杂志封面上的人是我"，另一方面又想把所有的杂志都买下来，统统丢进火堆里烧掉。后来，我得知其他模特也有同样的感觉和同样的矛盾心理后，才渐渐释然了。在我的整个模特生涯里，无论照片里我的妆容有多完美，衣服有多优雅，光线有多柔和，我总能看见那个来自印第安纳的笨拙女孩。

1981 年在巴黎待的前六个月使我对模特界有了更深入的了解。我抵达巴黎的那个星期，每个设计师都忙着规划即将推出的时装秀，忙着选择为自己走秀的模特。我根本不知道怎么"走秀"，而每个设计师想要的效果都不一样。我偷偷观察其他女孩，试图模仿她们一颠一颠的走路方式，但我还是做不来。我走台步的时候总是踮着脚尖，特别忸怩害臊。简单来说，我走起台步来就像是从玉米地里走出的假小子。

有两位设计师给了我上场的机会。他们就是阿瑟丁·阿拉亚和高田贤三。他们是世界上最可爱的人！我非常喜欢他们设计的衣服。高田贤三设计的系列既有趣又随意，他希望模特若无其事地朝前走。阿拉亚设计的系列特别性感，也极为精致，他希望我们走得招摇诱人。我对走秀毫无感觉，哪一种台步都走不来。所以，这两场既是我走秀生涯的开端，也是结束。

从巴黎回到纽约后，我有了一本像模像样的作品集。当时《纽约》杂志的掌舵人，也是后来 VOGUE 杂志的主编安娜·温图尔喜欢上了我。她找我拍了很多封面和时尚大片，我的成功很大程度上要归功于她对我的信任。《时尚 COSMO》杂志开始和我签约。我的职业生涯顺风顺水，我开始赚大钱了！

借着这个势头，我转到了精英模特管理公司（Elite Model Management）旗下。那是一家时髦新潮的经纪公司，以能为麾下模特联系到最棒的时尚大片拍摄机会而闻名。分配给我的经纪人名叫卡罗琳·克莱默。她马上把我护在了她的羽翼之下，特别努力地督促我，将我接下的每份工作都视为她自己的胜利。

1983 年，我接了一份巴黎的工作，经纪人建议我留在巴黎，多接一些能丰富个人作品集的工作。我搬进了一间模特公寓，就在我们最爱的麦当劳店的拐角。我比上一次来巴黎的时候忙多了，开始接到更有声望的工作邀请。克劳斯·维克拉斯和吉尔斯·本西蒙这两位世界顶级的摄影师开始定期请我当模特。当时经济形势很好，我没日没夜地工作，累得像狗一样。

和美国不一样，巴黎的经纪公司会定期给我们称体重。他们希望我的体重保持在五十五公斤。但由于吃了太多的黄油牛角面包和麦当劳薯条，我的体重飙升到了六十一公斤。我开始迷上了减肥。像所有女孩一样，我早上清空膀胱和肠道后做的第一件事就是称体重。我会把珠宝首饰统统摘掉，一丝不挂地站到体重秤上。我们的公寓里一共住了七个模特，大多数通过呕吐控制体重。我也想这么做，可惜我的喉咙不听话，怎么抠也吐不出来。因此，我不得不严格控制吃进嘴里的东西。就连把薄荷糖丢进嘴里之前，我都会先算一下每颗有多少卡路里。

对我来说，保持体重并不是唯一的挑战。每天早上醒来的时候，我的眼睛都是肿的。这种状态会持续好几小时，无疑会影响我早上的拍摄工作。我从来没有学过法语或意大利语，但我却很熟悉"眼袋"用两种语言怎么说。每当我听到摄影师和造型师窃窃私语，嘴里不停蹦出"poches"和"borse"的时候，我就知道大事不妙了。

我试过每一种消除眼袋的方法。我把茶包、冰块和黄瓜片敷在眼睛上，花了好几百美元买毫无用处的眼霜，吃东西的时候避免摄入盐分，甚至想过坐着睡觉，这样液体就不会在皮下聚集起来了。最后，我意识到，唯一能让我看起来有精神（也就是没眼袋）的方法就是不睡觉。当然，这个做法很荒谬，不可能持久，还会影响情绪，不利于身体健康。但是，如果坐着睡觉或干脆不睡觉是唯一的解决办法，我会这么做的。

我在当年年底返回纽约，带回的个人作品集精彩绝伦，里面全是欧洲大牌杂志的样张。回国后，我开始为《时尚芭莎》和《魅力》等杂志拍摄时尚大片，由詹姆斯·穆尔和阿尔伯特·沃森等天才摄影师掌镜。我用赚到的钱在西百老汇买了一间公寓。

当时，纽约人玩得很疯，模特们总在最酷的夜总会的邀请名单上，比如 54 工作室（Studio 54）、区域（Area）、聚光灯（Limelight）和穆德俱乐部（Mudd Club）。毒品无处不在，特别是可卡因。我曾发誓戒掉海洛因，但出去玩的时候，我还是会偶尔抽抽大麻，吸吸可卡因。

有一天，我被送去参加传奇摄影师理查德·阿维顿的试镜。他拍过的名人数不胜数，包括披头士、鲍勃·迪伦、肯尼迪夫人、玛丽莲·梦露、安迪·沃霍尔和奥黛丽·赫本。

我走进摄影棚时，阿维顿正在给 VOGUE 杂志拍大片，模特名叫吉雅·卡兰芝。她的美貌竟让我一时间呼吸困难！她美得野性十足、离经叛道，但本人却是那么害羞，那么娇弱。摄影棚里每个人都喜欢她。吉雅是公开的双性恋，甚至走过来跟我调情。我一方面气急败坏，一方面又受宠若惊。我能通过她的眼睛和肢体语言看出，她吸毒吸嗨了。我真想和她分享海洛因，蜷缩在她怀里，让她知道"我懂"，但我没有这么做。

可悲的是，吉雅在 1986 年死于艾滋病时才二十六岁。她是当时世界上最美的女人，我做模特和她完全不是一个层次的。我真希望自己当时能多多了解她。正如著名作家、诗人玛雅·安吉罗[1]所说："你不会记住别人的所作所为，只会记住他们带给你的感觉。"吉雅让我觉得自己很特别。

∧ – ∧

多年以来，瑜伽让我找到了适合自己的角度，帮我在模特界跨越了许多障碍。我偶尔会应邀给年轻模特们做演讲。我告诉她们，想要找到内心的平静，就得培养我所说的"瑜伽心"。这样，当事情发生的时候，她们心里受的伤会少一些。当然，当一个人的职业价值完全取决于外表和体形时，做到这一点是很难的。模特们会渐渐相信，自己不过是一些"空壳"，不过是模特资料卡上列出的数据。我的资料卡上除了照片，还印着下面这些文字：身高五英尺九又二分之一英寸，胸围三十四，腰围二十四，臀围三十四，鞋码九号，衣码四号，头发蜜金色，眼睛蓝绿色。有张卡上还加了一句：修长美腿。

在很长一段时间里，我的心情一直阴晴不定。如果能签下工作，我就会特别兴奋；如果没签下，我就会特别沮丧。我迷上了给盖尔斯拍牛仔裤广告的念头。我也不知道自己为什么这么想要这份工作，但我参加年度选角会回家后，每次听自动答录机里的留言时都会默诵"万福马利亚"。不过，盖尔斯始终没能选中我。

还有一次，我去新奥尔良做模特，简直要气炸了。因为和其他模特比起来，我的拍摄光线特别烂，分到的衣服也特别差。我坐在化妆车里，一边吃花生巧克力豆，一边自怨自艾。后来，我偶然走进了附近一家酒吧的洗手间（我讨厌化妆车里的迷你洗手间），看见墙上贴着一条标语："生活一成是发生在你身上的事，九

---

[1] 玛雅·安吉罗（Maya Angelou，1928—2014），美国作家、诗人、民权活动家。

成是你应对它们的方式。"这就像禅师的当头棒喝——选择沉湎于自怨自艾的人其实是我！

生活中充满了接受和被拒。不幸的是，我们很多人只关注被拒。瑜伽告诉我们，练习 Swaha 更有意义，也就是尽可能做到最好，余下诸事皆可忘怀。藏传佛教里的 Swaha 通常译为"就这样吧"。Swaha 就像船舵一样，帮助我们保持平衡。

∧ – ∧

1987 年，我已经二十八岁了。我做"中层"模特年纪太大了，但进入"精英层"又不够格。有一天，经纪公司请我回去开会。我坐下来之后，负责人非常实事求是地告诉我，我必须隆隆胸，整整牙，把胸变大，牙变白。

模特通常是经纪公司说什么就做什么的。公司给我约了一位牙医，他向我解释了做牙套的流程：他会把我的牙磨小，在上面戴上永久性的牙套。我眼前突然闪过了爸爸妈妈坐在桌边盘算先付哪些账单的模样。我的牙套是家里的优先开支，妈妈一直为我的一口好牙而骄傲。

就这样，我既没有整牙，也没有隆胸，而是选择了换经纪公司。最终，我找到了福特模特经纪公司。他们不那么性感时尚，最关注的也不是拍时尚大片。在新经纪人吉尔·帕尔曼和帕蒂·辛克莱的包装下，我骄傲地以"商品目录女王"的身份卷土重来了。

我也是因此一举成名的。过去的三十年里，我为许多著名品牌拍过商品目录，包括女装休闲品牌 Chadwicks of Boston、Talbots、Sundance、雅芳时尚（Avon Fashion）、Brownstone Studio、Spiegel、萨克斯第五大道（Saks Fifth Avenue）、梅西百货（Macy's）、博洛茗百货（Bloomingdale's）、J. Jill、大码时装品牌 Roaman's 和 Lane Bryant。我工作的时候和为顶级时尚杂志拍大片一样敬业。

说实话，我最自豪的是我在四十八到五十二岁之间的工作成果，其中包括伊琳·费雪（Eileen Fisher）每个季度的大型广告。在现代社会崇尚青春的氛围里，我很敬佩伊琳彰显的中年女性之美。这个品牌向全世界传递了一则有力的信息！伊琳自己也是一位瑜伽行者。她告诉我，她之所以选择我，是因为我"知道自己是谁"。

瑜伽体位串联：积聚勇气，脚踏实地

世界上所有的女人，包括模特在内，都希望发掘自己的内在美，都希望能在外表被重力和时间摧毁之时找到慰藉。自爱需要自律、勤奋和奉献。在这个疯狂的世界里，作为女人想要活得精彩，这几点都是关键。我希望每个人都能活得真实，都能看着镜子里的自己说："你真棒！"

很多模特都爱上了瑜伽。据我推测，这是因为瑜伽有助于她们在"外表比什么都重要"的职业里找到平衡，找回自我。大部分模特都一直坐在"接受"或"被拒"的情绪过山车上，早就晕头转向，疲惫不堪了。这反映了女性在现代社会面临的巨大挑战：男人期望我们扮演某些角色——拥有魔鬼身材，而且从不发声。

真正的美源于内心，源于慈悲、爱和包容。这套串联动作主要是站姿，有助于增加稳定性，提升力量和勇气，让你脚踏实地，从身体的美丽和优雅中找到自信。我加入了用双臂保持平衡的姿势，这是因为，女性的上肢力量增加后，会变得更加强大有力。最近，我课上一位七十多岁的老妇人成功做出了乌鸦式。每个人都兴奋不已，感到欢欣鼓舞。后来，我问她从瑜伽中得到了什么。她狡黠一笑："我喜欢做年纪只有我一半的人都做不到的事。"

山式　站在瑜伽垫的前半部分，双脚并拢，双臂放在身体两侧，掌心朝内。双脚稳稳地踩在地面上，感觉自己双腿的力量，从双腿内侧汲取能量，让它流向足弓、骨盆底部，一直流到轻松扩张的胸部。集中精力保持头部的平衡，使头部位于胸腔的正上方。越过鼻尖，轻松地凝视地面上离你六英尺（约一米八）远的一个点。保持五次呼吸。

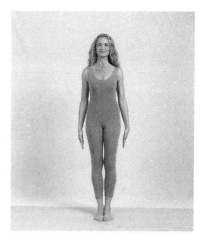

山式

展臂式　从山式开始，吸气，双臂贴着耳朵向上伸展。放松颈部，双臂继续向上伸展，拉伸腰部，放空腹部。保持五次呼吸。

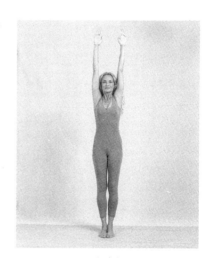

展臂式

三角伸展式（Trikonasana）　站在瑜伽垫的前半部分，向右一步，双脚间隔三到四英尺(约九十厘米到一米二)。吸气，手臂侧平举，与地面平行。左脚右转十五度，右脚右转九十度。吸气，抬起胸部，呼气，上半身向右倾斜，位于前脚正上方。右手撑在右腿的小腿、瑜伽砖或右脚外侧的地面上。左臂伸直，向上伸展，指向天花板。就像保持山式的时候一样，双脚稳稳踩在地面上，增强双腿的力量，从内脚踝汲取能量，让它流向骨盆底部，然后穿过胸骨，继续向上。让头部和心脏连成直线，右手用力向下压，同时上半身向左转。保持五次呼吸。左脚大拇趾用力蹬地，为抬起上半身做好准备。吸气，恢复直立。在另一侧重复同样的动作。

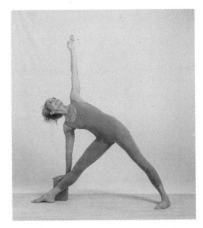

三角伸展式

三角侧伸展式（Utthita Parshvakonasana）　左脚右转十五度，右脚右转九十度。呼气，右膝弯曲九十度，膝盖位于脚后跟正上方，大腿与地面平行。呼气，上半身趴在右大腿上。右手撑在右脚外侧的地面上，左臂沿着耳朵向右上方伸展（a）。如果你不能轻松地触及地面，也可以在脚边放一块瑜伽砖，把手撑在上面（b），或者把肘部撑在大腿上（c）。左脚紧贴地面。上半身向左转，保持五次呼吸。左脚大拇趾用力向下压，恢复直立。在另一侧重复同样的动作。

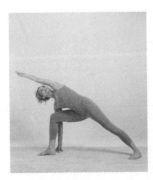
三角侧伸展式（a）

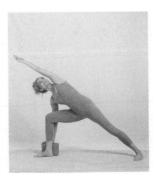
配合瑜伽砖的三角侧伸展式（b）

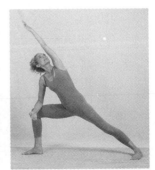
三角侧伸展式，手臂搁在大腿上（c）

半月式（Ardha Chandrasana） 过渡
到右侧的三角伸展式，然后弯曲右膝，右手伸
展，撑在右脚外侧的地面或瑜伽砖上。做这个
体式的时候，把瑜伽砖挪到右肩的正下方。身
体重心移到右腿和右手。在吸气的同时伸直右
腿，使右腿始终指向右侧（右膝的中轴和右脚
的中趾连成直线），左腿浮在半空中，与地面
平行。胸部向左转，左臂伸直，指向天花板。
保持五次呼吸，然后弯曲右膝，轻松地回到三
角伸展式。在左侧重复同样的动作。

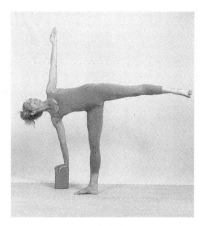

半月式

双角式（Prasarita Padottanasana） 身体直立，双脚平行，双手放在髋部。
吸气时抬起胸部，呼气时从髋部开始向前弯曲，过渡到前弯体式（a）。双手撑在地
面上，双肩分开，双手手指和双脚脚趾连成直线。低头顶地。如果头部无法触及地
面，也可以顶在瑜伽砖上（b）。保持十次呼吸，然后吸气，抬头，双脚朝内侧移动。
大拇指卡在腹股沟处，用力往下压，让上身直立起来。

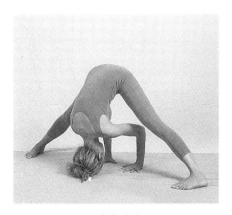

双角式（a）

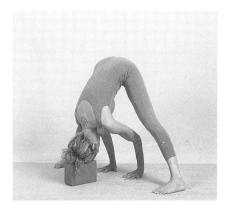

配合瑜伽砖双角式（b）

战士一式 双臂侧平举，与地面平行。双腿迈出，使双脚与双手同宽。左脚右转四十五度，右脚右转九十度。吸气时双臂沿着耳朵向上伸展，身体向右转，面朝右腿。呼气，右膝弯曲九十度。保持五次呼吸。伸直前腿，双脚恢复平行。在左侧重复同样的动作。

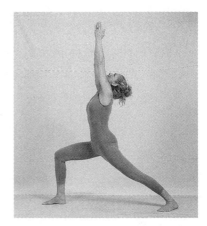

战士一式

战士二式 双腿分得比战士一式更开一些，左脚右转十五度，右脚右转九十度。双臂侧平举，平行于地面，右膝弯曲九十度。双臂朝相反的方向伸展，让胸部进一步抬升。保持五次呼吸。伸直前腿，双脚恢复平行。在左侧重复同样的动作。

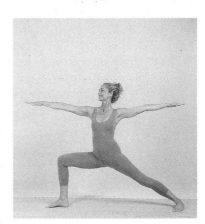

战士二式

双角式 像前面一样过渡到这个体式，但这一次用食指和中指钩住大脚趾，大拇指用力向下按。伸直双臂，抬起身体，正视前方，拉伸腰部。保持这个姿势，弯曲肘部，身体和头部向前弯曲，过渡到深度前弯。保持五次呼吸。吸气，抬头，双手撑在肩部正下方的地面上。双脚都向内侧移动一英尺（约三十厘米），拇指卡在腹股沟处，用力向下压，让上身直立

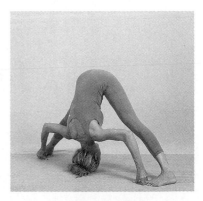

双角式，手抓脚趾

起来。双脚跳步并拢,站在瑜伽垫的前半部分。

站立前曲 吸气,双臂伸直,指向天花板。呼气,身体从髋部开始向前弯曲,双腿伸直,头部悬空。利用大腿前部的肌肉将膝盖骨向上拉。保持五次呼吸。最后,在吸气的同时恢复直立。

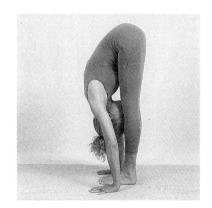

站立前曲

幻椅式 从直立开始,呼气,缓慢地弯曲膝盖,大腿向下压,直到与地面平行。双臂垂直向上伸展。双脚轻轻弹跳后落地,脚后跟蹬地,稳稳地站在地面上。大腿继续向下压,胸部向上抬起。保持八次呼吸,然后伸直双腿,放松双臂,恢复山式站立。

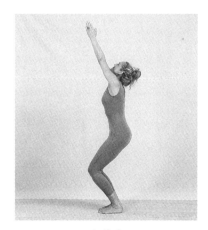

幻椅式

鸟王式 弯曲膝盖，右大腿架在左大腿上面，右脚绕到左小腿后面（如果能做到的话）。左肘部架在右臂弯成的L形上，双手手背相对。然后，左手绕到右手前方，双手合十（或者用右手抓住左手腕）。抬起双肘，平静地凝视手腕。保持五次呼吸，然后在另一侧重复同样的动作。最后，恢复山式站立。

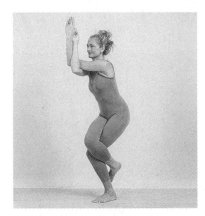

鸟王式

　　吸气，双臂高举过头，呼气，双腿绷直，身体向前弯曲，过渡到**站立前曲**（a）。吸气，弯曲膝盖，正视前方，然后呼气，右脚后退一步，回到冲刺式。下一次呼气的时候，左脚后退一步，臀部向后移，过渡到**下犬式**（b）。保持双臂伸直，臀部继续向后移。如果你觉得双臂太沉重，也可以弯曲膝盖。保持五次呼吸。从下犬式开始，吸气，身体向前移动，直到肩部位于手腕的正上方，过渡到**平板式**（c）。双脚脚后跟向后蹬。双臂有力地伸展，扩展胸腔，正视前方。绷紧腹部肌肉，但不要僵硬。保持十次呼吸。从平板式开始，弯曲肘部，身体下降两英寸（约五厘米），过渡到**俯卧撑式**（d），然后伸直双臂，回到平板式。如果这个动作对你来说太有挑战性了，你也可以双膝跪地，做俯卧撑。重复三次，然后臀部向后移，回到**下犬式**（e）。

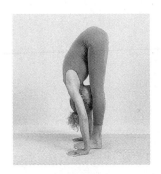

站立前曲（a）

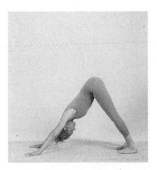

下犬式（b）

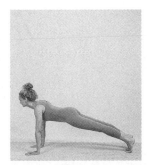

平板式（c）

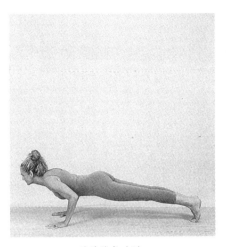

俯卧撑式（d）

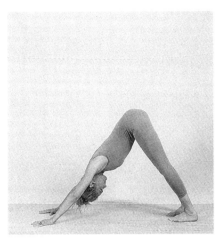

下犬式（e）

手倒立式（Adho Mukha Vrikshasana）　从下犬式开始，右脚向前迈出一英尺（约三十厘米）。呼气的同时，左腿向上摆动，右腿蹬地踢出（a）。尝试做几次这个动作。然后左脚向前迈出一英尺（约三十厘米），在另一侧尝试做同样的动作。走到墙边，确保目标区域没有挂图片或装饰品，然后试着通过踢腿过渡到手倒立式（b）。做手倒立式的时候，双臂要坚定有力（c）。然后过渡到站立前曲，稍事休息。

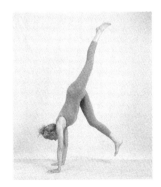

手倒立踢腿（a）

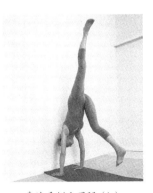

靠墙手倒立踢腿（b）

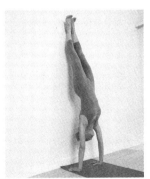

靠墙手倒立（c）

婴儿式　臀部坐在脚后跟上，头部靠在地面或瑜伽砖上，双手放在髋部两侧，掌心朝上。放松背部肌肉，感觉身体的重量，这有助于加深双腿的弯曲。

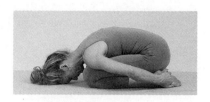

婴儿式

乌鸦式（Bakasana）　撑起身体，过渡到深蹲，双脚并拢，双膝分开（a）。身体悬在双腿之间。从深蹲开始，双臂沿着小腿向下伸出，肘部弯曲，直到膝盖内侧高于双臂外侧。双手撑地，双手与肩同宽。用双手支撑身体的重量。如果可能的话，抬起双脚，离开地面，过渡到乌鸦式（b）。脚后跟尽可能靠近臀部，双臂尽可能伸直。抬头，保持五次呼吸。然后放下双脚，轻轻落回地面。

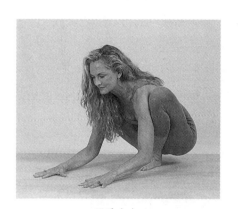

深蹲（a）

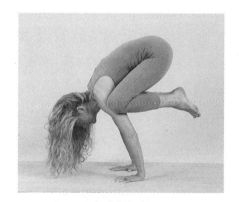

乌鸦式（b）

英雄坐　双膝跪地，大腿与地面平行（膝盖也许能并拢，也许不能并拢，这取决于你骨盆的宽度），身体向后移，臀部坐在双脚之间的地面上（如果臀部无法轻松触地，也可以坐在瑜伽砖上）。闭上眼睛，感受体内广袤的空间，感受在那里等待被发现的美。保持二十到二十五次呼吸，观察自己是怎样吸气和呼气的。关注当下，而不是其他东西。

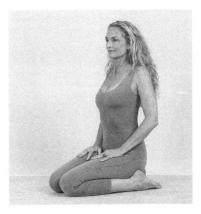

英雄坐

　　挺尸式　仰面平躺，让肌肉得到彻底的放松。脸上不要有任何表情。闭上双眼，排除一切杂念。

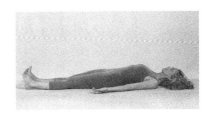

挺尸式

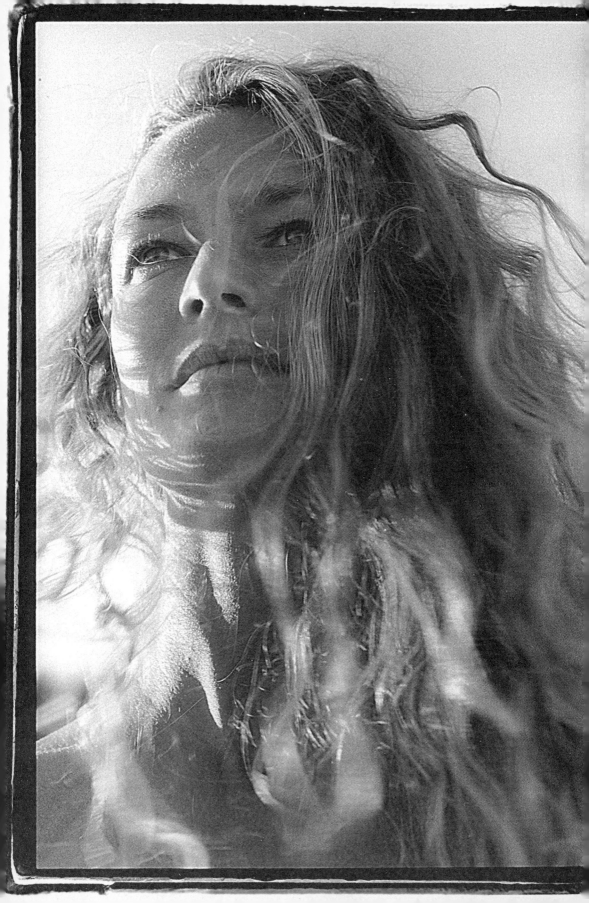

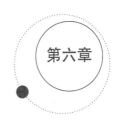

第六章

觉醒

当我们学会歌唱，敞开坚不可摧、完整合一的内心时，有一种哭喊比其他
声音都要尖锐，它锋利的边角会直插心灵深处。

——拉萨尼·雷阿《坚不可摧》

　　结束在克里特岛的拍摄工作后，我一直和罗宾·瑟依曼保持着联系，他时不时
会找我拍拍大片。我不爱跟他一起工作，因为他要求太严苛了。不过，他拍出的照
片却是独一无二的。我被他的英国口音、幽默、智慧和英俊的外表迷住了，总是找
理由去摄影工作室找他。我第一次意识到他对我也有兴趣，是在他为某个拍摄工作
打电话订房间的时候。当时，我刚好在他身边，他捂住话筒，转身问我："订一间还
是两间？"

　　我的回答是："一间。"

　　很快，我就发现自己爱上他了。不过我没有表现出来。

　　接下来的几年，我大部分时间都跟罗宾待在一起。我们各有各的公寓，但到了
1988年，大多数晚上我们都同床共枕。我认为他是时尚界最棒的摄影师。他喜欢女人，
这从他拍的照片里很容易看得出。但他讨厌拍模特经纪人和艺术总监的马屁，最终
把大部分客户都得罪了。他的摄影工作室已经命悬一线，与此同时，我的模特生涯

却顺风顺水。

我们在火岛和长岛的布鲁克海文租了度假屋，他的两个可爱的孩子会从英格兰过来和我们一起过夏天。除了工作，我们还喜欢一起旅行。我们会骑着摩托车穿越加勒比群岛，也会租吉普车和帐篷去肯尼亚展开野生动物园之旅。我们在一起时总是激情四射。

但罗宾一直不给我承诺。我猜想，这是因为他受过良好的教育，从容健谈，而我大学都没毕业，做事还总捅娄子。而且，他比我大十三岁。我觉得自己很爱他，他却没有那么爱我。我甚至一度怀疑他的兴趣转到了别人身上。所以，我买了两张去牙买加的飞机票，还订了一家很棒的酒店。排队换登机牌的时候，罗宾突然转过身来对我说："我不能这么做，科琳。我觉得我好像给你发出了错误的信号。"我们转头回家，继续过日子，一切如常（不管你信不信）。我是如此迷恋他这个人，如此迷恋他的才华和智慧，永远不想让他知道我内心有多崩溃。

罗宾特别擅长拍内衣照。每次他拍身穿性感内衣的女人，我都会吃醋。我变得越来越没有安全感，总觉得他会为了某个伶牙俐齿、身材火辣的女人离开我。

为了让罗宾对我一心一意，我剪了短发，因为他曾对某个短发模特赞赏有加。我还报了夜校，选了时事、艺术史和新闻等课程。

最终，我实在受够了自己的不安全感和他前后矛盾的做法。我给罗宾下了最后通牒：如果他下个星期一还不向我求婚，就可以把他的东西从我家搬出去了。但星期一到了又过了，他还是没有求婚。他苦苦恳求，试图改变我的想法，但我很坚定。于是，罗宾搬走了。

我的心理或许很脆弱，但我的身体时刻为战斗做好了准备。我一直跟着武术大师德怀特·威尔逊健身。他是个非裔美国人，拥有惊人的力量，据说曾训练过以色列突击队。他给我设计了一套高强度的健身方案。跟着他健身的那段日子改变了我的一生。我们做立定起跳会跳到双脚离不开地面，做俯卧撑会做到整个人瘫倒在地。德怀特常说，如果你能学会打垮自己，那其他人都无法打垮你。他坚持认为，我们应该练到筋疲力尽再休息。最后，我们会仰面朝天躺在地板上，他会用拳头捶我们的肚子。如果能感觉到抵抗，他就会让我们爬起来继续锻炼。如果我们真的是累瘫了，他的拳头几乎能触到地面。每次课程结束时，我们的汗水都能打湿地面。现在我知道，那就像深度的挺尸式。等德怀特觉得满意的时候，就会拿毛巾把我们盖住。每当这个时候，躺在地板上真是幸福极了。

就像瑜伽课最后的挺尸式一样，这个时候常常会有人抽泣起来。这是体内压抑的情绪浮出水面的表现。通常来说，这种释放是很纯粹的，有助于排出体内的垃圾。

德怀特挑选学员非常挑剔。当时我们班共有二十个人，其中只有三个女人。我学会了打垮自己，也把许多恐惧和不安赶出了头脑。跟着德怀特健身给了我离开罗宾的力量和勇气。

和罗宾分开几天后，我和模特朋友迪尔德丽·麦奎尔刚刚结束"萨克斯第五大道"的拍摄工作，站在波士顿的一个街角休息。突然，天上掉下来一只黑鸟，正好掉在我们脚下。我转身对迪尔德丽说："德怀特死了。"我不知道自己是怎么知道的。当天晚些时候，我听说，德怀特的一个学生去敲他休息室的门，说大家已经准备好上课了。里面没有人回答，他就推门进去了。屋里的电视机还开着，德怀特笔直地坐在椅子上，已经离开了人世。他只有五十九岁，死因不明。我一下子绝望了，罗宾走了，现在德怀特也不在了！

我觉得自己需要离开纽约，离开模特界，离开现有的生活，好好调整一下。当时是初夏，我打电话给弟弟马克，问我能不能加入兄弟们一年一度的野营。那一年，他们计划去阿冈昆省立公园进行为期一周的独木舟之旅。阿冈昆公园位于加拿大安大略省郊外，两千四百个湖泊遍布在三千平方英里的旷野中，唯一的交通方式就是划独木舟。他们规划的路线是每天晚上在不同的岛上露营。我向他们保证，我能连续划上一整天，能帮忙扛独木舟，还能自己搭帐篷。最后，他们勉强同意了，给我发了一份必备物品清单。我买了自己能找到的最好的装备，还带上了我的日记和外婆的念珠。

对我来说，离开经纪公司一段时间是很不寻常的，但我知道自己必须离开。我最好是和家人待在一起，而不是坐在自动答录机旁边，期待里面传出罗宾的声音。

佩玛·丘卓老师说过，当你身心备受煎熬时，最好走进大自然，躺在平坦的大地上，仰望广阔的蓝天。这能扩展我们的思维，让我们换个角度看问题。

我们兄弟姐妹从小就一起野营。爸爸妈妈都很喜欢户外运动，这也是他们唯一负担得起的度假方式。我们会在太阳快落山的时候抵达营地，把旅行车停好，搭起巨大的黄色帐篷，晚上就睡在里面。我会穿上佩吉穿小的泳衣，和她一起去河里游泳。爸爸会把汉堡包和热狗搁在烧烤架上，我的兄弟们则会跑去捡柴生火。等到万籁俱寂的时候，爸爸会取出冰镇啤酒，给妈妈倒上一杯。然后，他们会一人点上一根香烟。他们心满意足的叹息说明了一切——家人和大自然是他们毕生的挚爱。

如今，每当带着奢华的新秀丽四轮行李箱外出旅行时，我总会想起小时候为了参加野营认真收拾的小纸箱。我真想知道，自己还能不能从那么少的东西里获得那么多的快乐。

独木舟之旅的最初几天很艰苦，但时刻充满了欢笑。我的胳膊疼得要命，但我决不言弃。马克十岁的儿子马修迷上了青蛙。我们都拼命抓青蛙，藏进别人的帐篷里。我们每天不是在讲笑话，就是在搞恶作剧。每天晚上，我身高六英尺八英寸（约两米零三）的弟弟埃德都会骄傲地从树林里走出来，每条胳膊下面夹着一棵小树。那么多木头足以让篝火烧上一整夜了。

我们待在野外，与驼鹿、梅花鹿、海狸和野熊为伴。被充满治愈力的碧水包围，加上大量的锻炼和家人的欢笑，这些正是我和罗宾分手后最需要的东西。

在大自然里，人的身体最放松，感觉最舒服，日常生活的压力会迅速消失不见。东方初曦，夜露渐干，晨雾将尽，你会悠悠醒转。你进食是因为饥饿，而不是无聊或压力。在水边静坐的时候，你呼吸的节奏会和浪花拍岸同步。直到渐渐放松下来，我才意识到自己体内淤积了多少压力。幸运的是，除了晚上独自待在帐篷里的时候，我根本没时间去担心那个不爱我的英国摄影师。

旅行的第四天，我们把独木舟推进水里的时候，天空已经很阴沉了。我们当时远离文明世界，位于人迹罕至的湖泊和狩猎区。当天下午，我们找到了一个适合扎营的小岛。不过，我们发现那里有其他人，所以选择了继续前进。后来，我们在附近找了个更偏僻的小岛。

我总把帐篷搭得离兄弟们很远，以此证明自己能独立出行。我们几个刚跳进水里，才开始相互泼水，马克就出现了。他指着地平线上积聚的一大片乌云，冲我们喊："赶紧从水里出来！"这时，天已经开始下小雨了。我们赶紧爬上岸，准备好雨具，然后狼吞虎咽地吃了些罐头食品。在积雨云渐渐逼近的同时，我们生起了篝火，围着火堆坐了一小会儿。我最小的弟弟约翰是一位艺术家，他在一块木头上刻了个骷髅。因为雨越下越大，我们不得不把吃的收起来，挂在熊够不着的树枝上。然后，我们就争先恐后地钻进了自己的帐篷。帐篷外面雷电交加，暴雨一连下了好几个小时。

我的日记里写着："好害怕！"我放下书，关掉手电，躺在地上，倾听风暴。突然，我听到了一声惊天动地的霹雳，觉得自己被什么东西狠狠摇了一下。我的肩膀和脚跟紧贴地面，臀部则高高拱起。我眼前一片空白，身体因为剧烈的疼痛而颤抖。但刹那之间，一切都结束了。尽管外面的暴风雨仍在肆虐，我却感到异常平静。在那一刻，时间似乎能无限延展，我感觉到的东西很接近最纯粹的"知足"（Santosha）。我知道自己要死了。我想，我在大自然的怀抱里，和家人在一起，懂得了什么是爱，这辈子没有白过。我非常平静。

我肯定是昏过去了。我意识到的下一件事就是渐渐苏醒过来。我吓坏了，疯狂地摸索自己的身体，发现自己还没死。我手脚并用地爬到马克的帐篷外面，拼命扯帐篷的拉链。

"怎么了，孩子？"马克问。他一边拉开帐篷，一边用大哥哥的昵称喊我。

"闪电击中我了。我不想孤独地死掉。"我一边哭一边爬进帐篷，像胎儿似的蜷成一团。后来我才发现，马克的帐篷也被击中了。对于身高六英尺四英寸（约一米九三）的他来说，帐篷稍微有点短，所以他把脚架在了帐篷的金属框架上。他还以为是自己的脚突然严重抽筋了呢。

我们听见尼克和约翰的帐篷那边传来了喊声。约翰晕了过去，尼克试图把他弄醒。渐渐恢复意识之后，约翰嘟囔着说感觉不到自己的腿，还以为帐篷里的水是自己流的血。尼克把他扶起来，让他看自己的腿。尼克花了好几个小时才把约翰弄醒，但他醒过来以后一直胡言乱语。他睡袋上的拉链全烧焦了，在他身上烙下了一条锯齿状的痕迹。除我的小侄子之外，大家全被闪电击中了。

我在马克的帐篷里一直待到暴风雨过去。太阳升起后，约翰哭着唱起披头士的《日出》(*Here Comes the Sun*)。我们都很害怕，但都松了一口气。大家都二话不说开始收拾行装。经过被水淹没的火堆时，我们看见了约翰头天晚上刻的小木块。约翰把它捡了起来，又在骷髅头顶上刻了一道闪电。

我们划了整整一天，才划到公园出口处。我被自己头发的焦味弄得很想吐。太阳落山的时候，我们终于登上了陆地。公园的巡逻员告诉我们，有个年轻的德国交换生在我们差点扎营的岛上被闪电击中身亡。

这段经历给我们每个人都留下了永久的印记。约翰有六年时间饱受睡眠障碍的折磨。他患上了猝倒症，每次醒来都无法挪动身体。马克脚上的骨头坏死了。几个月后，我遭受了第一次癫痫大发作，这个阴影伴随了我一生。

∧ – ∧

每个人都会在不同的时间点，以不同的方式"被闪电击中"，只不过我体验到的更现实一些。我除了觉得自己能活下来很幸运，还体会到了真正的"知足"，这也是瑜伽"内制"的第二条。我大半辈子都在想，如果门门课都拿 A+，我可能就会知足了；如果罗宾向我求婚，我可能就会知足了；如果眼袋消失，我可能就会知足了；如果有了很多钱，我可能就会知足了。但是，你很可能等上一辈子都不会知足。关键在于接受自己现有的东西，而不是在喜欢与厌恶、痴缠与疏离之间摇摆不定。接受当下的一切，无论这么做是舒服还是痛苦。

我回到纽约，重返工作岗位，感觉找回了自己。几个星期后，一个沾满灰尘的信封躺在了我的邮箱里。左上角是回邮地址：印度加尔各答，仁爱传教修女会。我的心蹦到了嗓子眼。

小时候，我曾梦想成为修女。大概十二岁的时候，我在杂志上读到了一篇讲特蕾莎修女的文章。我看到了很多她的照片。她穿着蓝白相间的修女袍，专心致志地给饥饿的孩子喂食物，脸上透着圣洁的光芒。我给她写了封信，问能不能去加尔各答为她工作。我没收到回信，也没指望能收到回信，但我是认真的。她一直感动着我。多年来，我一直在写信，问能不能去当义工。

如今，十七年后，我手里拿着特蕾莎修女的得力助手普丽西拉嬷嬷的回信。信上写着："你已经为侍奉最贫穷的人做好了准备。你需要投入至少六个星期。"我马上回了信。我眼前唯一的挑战是能在多短的时间里接种疫苗、搞定工作、买好机票。然后，我就可以上路了。

在飞往加尔各答的途中，我在洛杉矶接了一个为期一天的工作，给我特别喜欢的德国卷烟品牌拍广告。跟我合作的摄影师是彼得·林德伯格。他们选择了我，是因为我的身体一看就很健康。他们让我穿上军绿色的背心。我看起来就像战士和忍者的混合体。造型师问我愿不愿意剃成小平头。因为马上就要去印度了，我痛快地点了头。再说了，小平头可以有效预防虱子。我渐渐离开了自己的舒适区——罗宾、德怀特、模特工作，还有我的长发。

我出发的那天，罗宾来公寓看我，带来了一本漂亮的笔记本，里面写着我曾希望他对我说的话。我把笔记本塞进行李箱，告诉他，我会考虑一下的。然后，我就头也不回地离开了。

瑜伽体位串联：全新视角，彻底颠覆

因为别人比你更聪明、更漂亮、更成功，就觉得自己不如他，这是一种自我贬低，也是一种浪费精力的做法。从外表上看，我或许是挺漂亮、挺健康，但在内心深处，我只是一幢没有乐声回荡的破房子。每当想到嫉妒把我变得多么丑陋，我就惭愧不已。我没有践行瑜伽的第一戒律"不杀生"。我拼命想变成罗宾会爱上的那个女人，在这个过程中，我伤害了自己。在德怀特的魔鬼训练之下，我学会了和自己的身体建立联系。这拯救了我，让我感到无畏、坚强、自信。被闪电击中是很恐怖，但它唤醒了我，让我意识到生命的每一刻都很珍贵。

当我们的世界被颠覆的时候，不妨把身体也颠倒过来。倒立体式会帮助你换个角度看问题。倒立需要"心在"。倒立的时候，你不能想着自己的不安全感，不能担心自己的待办事项。艾扬格大师说，倒立能增强心肺功能，改善松果体、垂体和甲状腺状况。头倒立和肩倒立还能缓解便秘的症状。每当需要调整心态的时候，我就会练习倒立。

这套串联动作将让你试一试倒立。即使你不能靠双手或双臂保持平衡，也有很多倒立体式能让你的头部低于心脏，它们也能起到同样的效果（高血压和青光眼患者，还有月经和怀孕期间的女性都不适合做倒立）。

下犬式辅助练习　在方便取用的地方放一块瑜伽砖。身体向前弯曲，过渡到婴儿式，双臂充分向前伸展。保持双手双脚原地不动，踮起脚尖，抬起膝盖，离开地面，臀部向后移动，直到双臂伸直。把瑜伽砖放在地面上，在三个高度中任选一个（低、中、高），放在额头的正下方。头顶在瑜伽砖上，使双耳和双臂连成直线。这是一种四肢着地的倒立体式，不会让人有太多的恐惧感。不过，你仍然可能会觉得迷惑，因为身体是上下颠倒的。保持十次呼吸。然后向前迈出一步，站在瑜伽垫的前半部分。

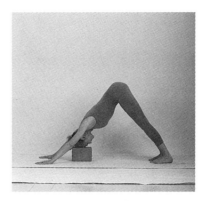

下犬式辅助练习

双角式辅助练习　向右迈出大约三英尺（约九十厘米）。双手撑在髋部，吸气，抬起胸部。呼气，身体向前弯曲。（如果你的头部无法接触地面，也可以在下面搁一两块瑜伽砖，把头部舒服地支撑起来。）这是一种简单的倒立体式，大多数人都能做到。艾扬格大师说，它能带给你头倒立的百分之九十的好处，因为它能刺激松果体，松果体会分泌影响睡眠模式的褪黑激素。它唯一缺少的是头倒立和其他更具挑战性的倒立体式所要求的高度专注。双腿保持灵活，不要僵硬。保持十次呼吸。

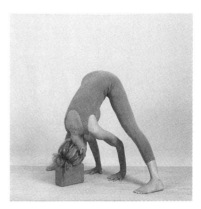

双角式辅助练习

手倒立准备　双手撑墙，尽量让上半身和双腿形成九十度角。保持双臂和上身与地面平行（耳朵位于双臂之间），小腿与地面垂直（脚后跟位于髋部的正下方）。（如果你的腿筋绷得很紧，也可以把手撑在高一些的地方。）低头凝视地面，保持五次呼吸。继续保持这个体式，或者过渡到靠墙手倒立。

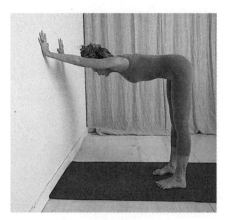

手倒立准备

靠墙手倒立　从下犬式开始，双手撑地，与肩同宽，离墙大约四英寸（约十厘米）。右脚向前一步，弯曲膝盖。在呼气的同时，伸直的腿向上摆动，弯曲的腿蹬地踢出（a）。你可能无法一次就倒立起来（永远也不要说"不可能"），但这种尝试会让你集中注意力。这是最安全的倒立体式，因为颈部和头部都不承重。如果你做成了手倒立，就请将双腿指向天花板（b），保持五次呼吸。然后在呼气的同时翻下来，臀部坐在脚后跟上。

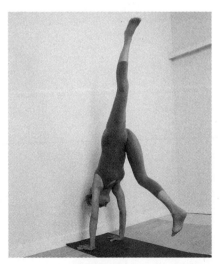

靠墙手倒立（a）

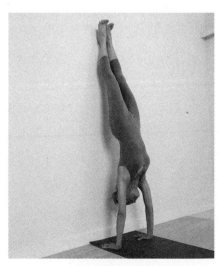

靠墙手倒立（b）

雷电坐　臀部坐在脚后跟上，双手之间夹一块瑜伽砖，将它高举过头（a），然后弯曲肘部，将瑜伽砖搁在背上（b）。保持几次呼吸，再将瑜伽砖高举过头，然后落到膝盖上。瑜伽砖始终夹在双手之间，双肘相碰（c），双臂举起，放在脑后。保持双肘相碰，尽量将瑜伽砖抬高。重复每个姿势，各保持五次呼吸。这能让你的肩膀为孔雀起舞式做好准备。

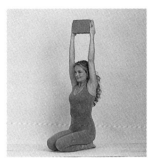
雷电坐（a）

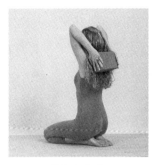
雷电坐（b）

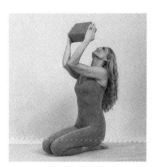
雷电坐（c）

孔雀起舞式（Pincha Mayurasana）　将一块瑜伽砖靠墙平放。双膝跪地，拇指和食指卡在瑜伽砖的边角，拇指按在正面，其他手指伸向侧面，掌心向下。抬起臀部，过渡到下犬式变体（a），每次将一条腿踢向空中，同时抬起头部，凝视前臂之间的地面。保持五次呼吸，然后尝试向上踢腿（b）。如果你能倒立起来，就保持十次呼吸。这个体式很有挑战性，因为它需要后弯并打开肩关节。

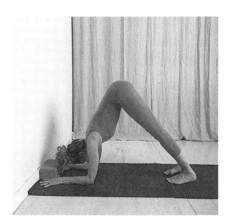
下犬式变体（a）

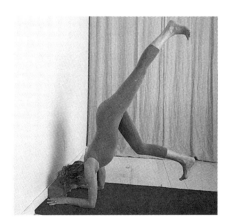
孔雀起舞式（b）

三角伸展式变体　站在瑜伽垫的前半部分，向右迈出约三点五英尺（约一米）。吸气，双臂侧平举，平行于地面。左脚右转十五度，右脚右转九十度。吸气，然后呼气，身体向右弯曲，位于前腿正上方。右手撑在地面上、右腿的小腿上或右脚外侧的瑜伽砖上。过渡到这个体式后，将左手放在脑后，肘部回归中轴线（这能让你的肩膀为头倒立做好准备）。胸部向左转，保持双腿不僵硬。三角伸展式能唤醒和刺激双腿，让你为倒立体式做好准备。每一侧保持五次呼吸。

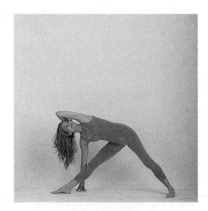

三角伸展式变体

下犬式变体　双手前臂和双膝着地，十指交握。手腕内侧和肘部用力按压地面（肘部与肩同宽），抬起臀部，过渡到下犬式变体。低头，肩胛骨向后挺。绷紧大腿后侧的肌肉，保持十次呼吸，然后放松，过渡到婴儿式。

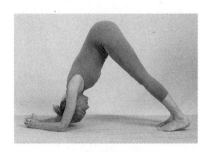

下犬式变体

头倒立一式（Shirshasana I）（适合中高级学员练习）　十指交握，肘部内侧和手腕主动按压地面，轻轻地将头顶搁在地面上，双手环绕后脑。双腿并拢，膝盖弯曲，同时将双脚的脚后跟靠近坐骨。不要一次只顾一边，这样可能会拉伤颈部（a）。伸直双腿，踢向空中，双腿尽量并拢。用手臂和双腿的力量使身体重心高于颈部，过渡到头倒立（b）。做这个体式

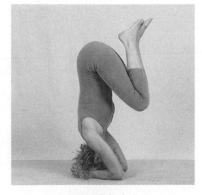

头倒立准备（a）

的时候可以靠墙支撑，但要确保指关节始终能触及墙壁（c，d）。如果你无法倒立，也可以做双角式（见第 95 页）。如果你觉得头倒立很简单，就保持二十次呼吸；如果你觉得很难，就保持十次呼吸。

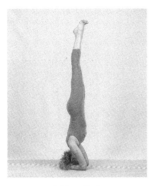

头倒立（b）

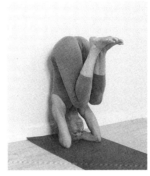

靠墙头倒立准备（c）

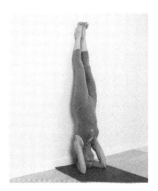

靠墙头倒立（d）

　　婴儿式　臀部坐在脚后跟上，膝盖分开，身体向前弯曲，上半身趴在大腿上，头部着地，保持五次或十次呼吸（a）。然后把下颌搁在瑜伽砖上，让颈部恢复自然的曲线。双臂向前伸展，十指指尖着地（b）。保持五次或十次呼吸，或者保持和头倒立相同的时间。

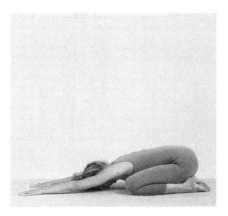

婴儿式（a）

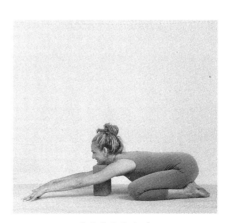

婴儿式变体（b）

抬腿桥式辅助练习　仰面平躺，双膝弯曲，双脚着地。抬起骨盆，将一块瑜伽砖平放，骶骨轻松地靠在上面。抬起双腿，踢向空中（双臂放在身体两侧，手掌撑地）。如果你的腿筋绷得很紧，也可以稍稍弯曲膝盖。保持二十次呼吸。这种倒立体式能放松神经，让甲状腺激素和荷尔蒙的分泌恢复平衡。

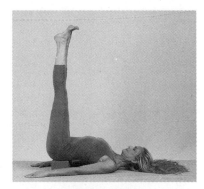

抬腿桥式辅助练习

犁式（Halasana）　把两三条叠起的毯子堆起来，仰面平躺，肩部搁在毯子上，头部搁在瑜伽垫上（颈部不应该接触毯子或瑜伽垫）。双腿上下摆动，直到高过头顶，脚趾蹬在地面（a）、瑜伽抱枕（b）或椅子（c）上。保持十次呼吸。慢慢退出犁式，保持头部向后仰，这样双腿和上半身触地时就不会扭伤颈部。身体向后滑动，直到肩部离开毯子，骨盆搁在毯子上，双臂像仙人掌一样伸展（桥式变体）（d）。滑下毯子，双手放在腹部。观察五轮呼吸。这种倒立体式也能放松神经，让甲状腺激素分泌恢复平衡。

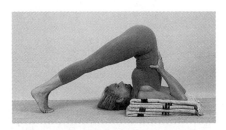

犁式（a）

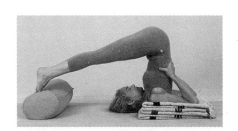

犁式变体（b）

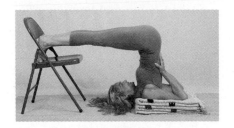

犁式变体（c）

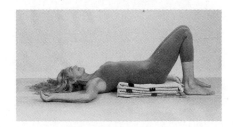

桥式变体（d）

坐立前曲式（Pashchimottanasana） 坐在叠起的毯子上，双腿伸直，身体直立。呼气的时候身体向前弯曲（a）。如果你的腿筋绷得很紧，也可以把前额搁在瑜伽抱枕上（b）。此前的倒立体式让你离开了舒适区，这个体式能让你轻松地呼气，有助于放松神经。保持十次呼吸。

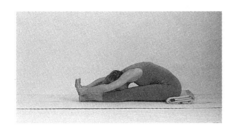 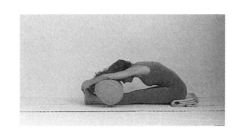

坐立前曲式（a）　　　　　　　　　　　坐立前曲式（b）

挺尸式 仰面平躺，双臂放在身体两侧，掌心朝上，眼睛睁开或闭上。感觉身体下方的大地和身体上方的天空。保持五分钟。

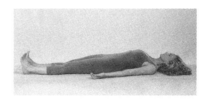

挺尸式

冥想 盘腿端坐，双腿交叉，关注骶骨是如何接触地面、胸腔是怎样上下起伏的。保持五分钟。一切皆有可能。

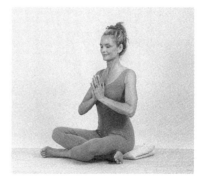

冥想

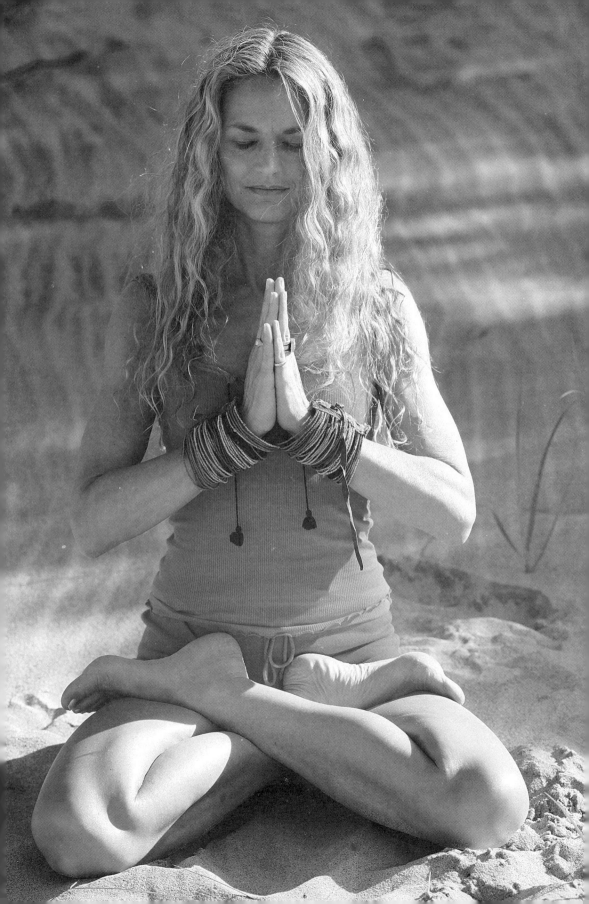

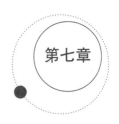

第七章

奉献

静默的果实是祈祷，祈祷的果实是信仰，信仰的果实是仁爱，仁爱的果实
是奉献，奉献的果实是平和。

——特蕾莎修女

我的模特好友唐·加拉格尔想跟我一起去印度，到特蕾莎修女的仁爱传教修女
会做义工。我希望独自一人进行一次灵修之旅，但唐这个身高五英尺九英寸的蓝眼
黑发美女从来不接受拒绝。我不知道没有经过事先批准，她能不能直接过去做义工，
但修女们显然很欢迎她。事实上，她是个完美的旅伴。我承诺在仁爱传教修女会工
作八个星期，但我们决定先不订回程机票。

孟买机场的航站楼外面既嘈杂又混乱，空气里弥漫着怪味，像是食物、垃圾、
体臭和香熏的混合体。流浪狗四处游荡，行人、汽车和自行车乱成一团。

一切都是那么陌生、那么混乱，但我一下子就在这个拥挤嘈杂的地方找到了家
的感觉。几秒钟之后，乞丐们就蜂拥而上，把我们围得水泄不通。当地人试图向我
们兜售东西（什么东西都有），带我们去某个地方（什么地方都行），或者单纯地向
我们要钱。这似乎是当地人的习惯，并不是有意冒犯我们。只不过，对两个还没倒
过时差的纽约人来说，这一切真是令人头大。印度人似乎都很放松。在疯狂的表象

之下，他们一点儿也不着急。虽然周围乱成一团，但每个人都镇定自若。

我们去加尔各答之前有一个星期的自由时间。我们打算看心情随便逛逛，走到哪里算哪里。我们在飞机上遇到了一个男人，他打算去悉达瑜伽道场，那里离孟买只有一个半小时的车程。他告诉我们，去印度必须体验一下瑜伽道场。我听说过悉达瑜伽的精神领袖契维拉沙南达（Gurumayi Chidvilasananda），她美貌惊人，深受信徒喜爱。悉达瑜伽将奉献视为通往"内在神性"的主要途径。

抵达道场的时候，我开始闹肚子，感觉很糟糕。前台的女孩经常见到我们这种没有提前预约的游客，所以没有怎么为难我们。她接过我们的护照和信用卡，递给我们床单。我们走出接待区，踏进了一个介于圣地和疯人院之间的地方。

院子里围坐着一群神情恍惚的人。有些人在静静地诵经，有些人在冥想，有些人在一边转念珠一边默念梵文真言。显然，所有人都在寻找生命的真谛。不过，有些信徒似乎已经疯了。有个人走到唐的面前，冲着她周围的空气打手势，像是要把恶灵从她身体里拉出来。

第二天，一位信徒问我："你想见见契维拉沙南达大师吗？""当然！"我回答。她就领我去见了上师。

传统意义上，古鲁（Guru，梵文中意为"老师"或"消除黑暗的人"）能将智慧赋予学生，帮他们意识到自己自欺欺人的一面。我见过很多古鲁，他们都曾师从其他古鲁，并从师生关系中受益。通过完全服从自己的古鲁，他们体会到了无私的爱，得到了真正的开悟。真正的古鲁有助于消除虚妄，让学生体验到神圣的爱。但我也见过从学生身上捞好处的古鲁，他们会让学生拿金钱或性爱换取某种开示或"传承"。悉达瑜伽相信，真正的爱深藏在每个人心中，古鲁的目的是帮你找到真实的自我。

契维拉沙南达大师非常稳重优雅，像模特一样美。她的头发乌黑发亮，牙齿洁白无瑕，眼神清澈闪亮，还有一对漂亮的酒窝。她的额头上点着一个红色圆点，据说象征着智慧和灵性。她注视我的方式让我觉得她能一眼看透我的灵魂。我当时胃痉挛很严重，不太记得她说了些什么。不过，我很庆幸能见她一面。尽管会面时间不长，但我在冲向旱厕和返回宿舍的时候还是觉得非常幸福。

晚些时候，唐来宿舍告诉我，午饭的时候每个人都在聊我。大家都吓坏了，因为我竟然穿着超短裤和 T 恤去见大师。显然，女人在她面前应该裹得严严实实的。尽管契维拉沙南达大师似乎没有注意我的穿着，但我感觉很糟糕。由于病重，我在房间里待了一整天才出去吃东西。接下来，我和唐都觉得应该离开道场了。我们打车去孟买，住进了一家高级酒店，然后一口气睡了十四个小时。尽管在道场里出现了一些尴尬场面，但我还是很高兴去了那里。我们了解了悉达瑜伽对爱和奉献的看法，知道每个人都有寻找自由和开悟的机会。

返回孟买的第二天，我们就飞去了加尔各答。那是一个比孟买还要疯狂的城市，乞丐、麻风病人、流浪狗和人力车司机比孟买的还要多。我们周围都是穷人。但就像在孟买一样，很多人贫困的外表下都有一种奇妙的温柔。

我们一路找到了仁爱传教修女会义工住的宿舍。院子里弥漫着香味，摆着野餐台，挂着闪烁的圣诞灯饰。这是义工们每天结束工作后放松心情、释放压力的避难所。搬进新家之后，我和唐都长长地出了一口气。

第二天一早，我们就和其他义工一起走进了"仁爱之家"。我给特蕾莎修女写过很多封信，对那里的地址早就烂熟于胸——下环路 54A。城市才刚刚醒来，一路上遇到的每个人都尊敬地朝我们致意，像是知道我们要去哪里。

每天我都会路过一个破旧的窝棚，里面住着一个老奶奶和她的小孙女。老奶奶给孙女抓头上的虱子，看上去就像在进行一场神圣的仪式。她们看上去是那么平静，仿佛这就是她们的祷告方式。我心想，我怎么才能找到一个让自己同样平静的地方？她们拥有的物质财富那么少，但全身上下都散发着"知足"的气息。

在"仁爱之家"，我们见到了普丽西拉嬷嬷。她送给我们每人一条特蕾莎修女诵过经的念珠，还向我们介绍了仁爱传教修女会在加尔各答的分支机构，包括男童孤儿院、麻风病人收容所，还有收容穷人和垂死之人的"纯心之家"（Home of the Pure Heart）临终关怀院，等等。我工作的地方是"爱的赠礼"（Prem Dan）老人之家，专门收容重病在身、无家可归或精神不稳定的成人。唐选择去"圣心之家"（Shishu Bhavan）孤儿院工作，专门照料母亲无力照顾或被遗弃的婴儿。

信仰哪种宗教并不重要，每个人都是神的孩子，每个人都会按照自己的信仰得到临终赠礼。穆斯林会有人诵读《古兰经》，印度教徒会接受恒河水，天主教徒会有临终告解。特蕾莎修女希望每个人都带着尊严死去。她说："虽然他们活着的时候过得还不如动物，但美好的死亡能让他们离开人世的时候像天使一样，觉得被人深爱，被人需要。"

每天凌晨五点，我们就会匆匆起床，和修女们一起手持念珠做早祷。阳光透过教堂里的玻璃窗，照亮了所有"全心全意服务最穷困者"的无私女性。特蕾莎修女说，上帝感召她"关怀饥肠辘辘、赤身裸体、无家可归、身体残废、眼瞎目斜的人和麻风病人，社会上所有觉得不被需要、没有人爱、无人照料的人，所有被别人视为负担、避之不及的人"。修女们都穿着蓝色镶边的白色棉质纱丽，手持念珠，双膝跪地，低头默念我小时候躲在床罩下面念的祷词。在这座教堂里祷告就像被上帝的双臂温柔环绕。

在"老人之家"，我的工作职责包括给老人洗澡，其中有个老人患有阴囊象皮肿。我觉得修女可能是想测试一下我。随着越来越习惯帮老人洗澡，我渐渐理解了这项任务的神圣意味。正如特蕾莎修女所说，我们是在给上帝沐浴。

"老人之家"里有个名叫巴哈鲁的老婆婆，这个名字在印地语里的意思是"熊"。我不知道她有多少岁了，只知道她曾独自住在野熊出没的蛮荒之地。巴哈鲁不会说话，只会发出咕噜咕噜的声音。"老人之家"的工作让我懂得，人们不需要说同一种语言也能交流。事实上，我们根本不需要语言。有时候，不用语言反而能更有效地沟通。握手、打手势、直视对方的双眼和微笑，都是强有力的表达方式。

认真观察修女和义工们在"老人之家"是怎么工作的，是我的最佳学习方式。我想体现出自己的价值。正如灵性领袖吉杜·克里希那穆提①大师所写："观察即行动，专注即爱心。"我努力通过自己的行动传递爱心。

那些老人不管自己有多痛苦，都会向我们表示感谢。无论你是给他们换绷带、

————————

① 吉杜·克里希那穆提（Jiddu Krishnamurti，1895—1986），印度作家、演说家、灵性导师。

送食物还是注射药物，他们都会像祈祷一样双手合十，鞠躬致意。这就是每节瑜伽课结束时我们做的合十礼的真谛。它的含义是"我的内在神性向你的内在神性致意"。

我白天在"老人之家"没有具体的职责，所以我会教老人们做一些基础的瑜伽动作。即使是卧床不起的老人，我也会帮他抬抬胳膊，动动腿，稍微活动一下。有几个老人每次看见我走过来，都会像孩子一样咯咯直笑，上下摆动胳膊，就像我教他们的一样。他们喜欢做这件事，似乎也受益匪浅。虽然我自己并不知道，但这是我的第一次瑜伽教学。

我在仁爱传教修女会的这段经历预示了将来会发生的事。大约二十年后，我和罗德尼开创了一个针对病人和护理人员的健康项目，名叫"城市禅学整合治疗项目"（Urban Zen Integrative Therapy，简称 UZIT）。UZIT 的想法始于我们的朋友，时装设计师唐娜·凯伦。唐娜的丈夫斯蒂芬·韦斯 2001 年死于肺癌。在他身患重病的七年时间里，瑜伽、精油和灵气（Reiki）疗法缓解了他的痛苦。斯蒂芬希望医院里的病人和照顾他们的人也能用上这些技巧。

目前，"城市禅学整合治疗项目"已经培训了数百名护理人员和瑜伽老师，教他们运用这些技巧帮助病人应对住院期间的常见问题。我们最常遇到的问题包括疼痛、焦虑、恶心、失眠、便秘、疲惫、悲伤和孤独。

时不时会有修女请我去临终关怀院帮忙。那里的工作强度很高。起初，我很害怕。我们这些义工每天清晨抵达临终关怀院后，要在病床之间来回穿梭，看有没有人在夜里去世。我们会郑重而虔诚地将尸体抬到后院。他们是有尊严地死去的，相信自己能去往神的身边。这正是特蕾莎修女想做的事。

对我来说，在临终关怀院工作使死亡显得更真实了。我小时候在库珀养老中心工作过，当时有很多老人去世，但我从未目睹"死亡"。我早上走到米妮或查理的床边时，会发现床已经空了。这使我的心很不安，所以我会参加他们的葬礼，以便获得最终的了结。但在印度，死亡每天都会出现在你眼前。

修习瑜伽的过程中，我们一直在努力习惯各式各样的"死亡"。人出生后会进入一个又一个阶段，死后又要进入另一个新阶段。例如，我们月经初潮，从女孩变成女人；我们发生性行为，建立恋爱关系；我们生下孩子，最终把他们送进社会。衰老（或者年纪轻轻就去世）是我们在这个社会面临的巨大挑战。抓住青春不想放手使人们越来越绝望。如果我们能学会每天放松一点儿，多关注当下发生的事，可能会活得更幸福。如果我们能通过这些小小的"死亡"学会"放下"，就能为应对更大的挑战做好准备。

在印度，近距离接触死亡让我更加珍惜生命。我们每天都要面对自我与自私的争斗。这就是为什么每节瑜伽课结束时，我们的最后一个体式都是挺尸式。

∧ – ∧

在加尔各答，结束每天的工作后，我们都会筋疲力尽地回到宿舍。我们会坐在院子里，喝啤酒，讲故事，开怀大笑。我们都觉得自己的工作很有意义，身体虽然疲惫，但感觉棒极了。给予他人帮助，能带来内心的平静。十二年的教义问答课、九个月的大学学习和上百次的大片拍摄都没有让我认识到这一点。现在，我第一次真切地感受到了。

"你耗费多年创造的东西，可能会被人毁于一旦。但无论如何，你都要去创造。"特蕾莎修女的这段话已经成了我的口头禅。美存在于当下，而不是未来；美存在于过程中，而不在目的地。每当我发现自己在想"努力工作有什么用？反正一切都转瞬即逝"的时候，我都会默念特蕾莎修女的这段话。既然我的瑜伽馆不会永垂不朽，我的学生会离开人世，我自己也会撒手人寰，那么又何苦每天早早起床，教别人练瑜伽呢？既然亲人最终都会离我们而去，那又何苦去爱他们呢？

特蕾莎修女的名言让我茅塞顿开。我意识到，每次相遇都是神圣的。无论如何，都要去工作，去创造，去教，去爱。佛教僧侣会花费数周时间，用彩沙精心描绘复杂的坛城，然后把一切统统抹去，将沙粒倒进大海。这种传统仪式象征着人生和世界的无常，也是"无论如何，都要去创造"的有力例证。

在印度，我目睹了通过行动展现出的慈悲。每一位修女都以身作则。她们不是简单地告诉我们要怎么关心、照料别人，而是直接向我们展示该怎么做。仁爱传教会的修女们没说一句话，就给我上了重要的一课。

针灸与灵性治疗师黛安娜·康奈利博士写过一本书，名为《所有疾病都是思乡病》（*All Sickness Is Home Sickness*）。书名已经说明了一切：我们都远离家乡，所以才会生病。"家"就是我们拼命寻找的爱、自由和知足所在的地方，它其实就藏在我们内心深处。但我们通常要到最后才会想起这个地方。

特蕾莎修女和其他修女教给我们，奉献是一条回"家"的路。我意识到，我并不需要名牌鞋子也能感到幸福。在那里，我只有两条蓝白相间的棉质长袍，每条价值五美元。我每天穿一条袍子，把另一条丢进桶里洗干净，然后挂起来晾干。直到今天，这两条长袍还挂在我的衣柜里，紧紧挨着众多名牌服装。它们会把我带回那个"物质并不重要"的地方。在那里，我每天都要盯着垂死之人的双眼，告诉他们"你很美"。

我在加尔各答待了几个月，只见过一次特蕾莎修女，而且是在教堂里。她在和其他修女一起诵经。她的头垂得很低，由于长时间敬拜上帝，身体已经无法直起。她前后轻轻摇晃，手里握着念珠。这双手曾安慰过多少濒临死亡、无家可归的人！在我看来，跟她同处一室的那几分钟是上天的赠礼。但即使没有亲眼见到她的面容，我这次做义工的经历也同样有价值。她活在所有在"仁爱之家"工作过的修女和义工心中。现在，她也活在我心中，指导我积德行善。她教会了我，通往上帝（和内心平静）的道路是奉献。

我曾迷失过方向，曾一次又一次摔倒。来到加尔各答后，我找到了重新站起来的理由，看到了一条金光大道。是时候了！我应该加紧寻找比工作、男友、家庭更有意义的东西了！

瑜伽体位串联：困难时期，微妙练习

我们怎么才能把练瑜伽变成一种奉献？方法之一是把瑜伽教给老人、病人和残疾人。任何一个人，无论年龄大小，身在任何地方（甚至是床上），处于生命的何种阶段，都可以修习瑜伽。下面，我会介绍两套动作，第一套是适合体弱多病者的床上瑜伽，第二套是适合护理人员或无法久站者的椅上瑜伽。正如我们的朋友唐娜·凯伦所说："在生命的某个阶段，我们都会需要别人照顾，也会需要照顾别人。"这两套动作不但适合上述两种人，还适合感觉筋疲力尽的普通人。

床上瑜伽会活动身体的每个关节和每块肌肉。即使是看似微不足道的小动作，也会对循环系统、呼吸系统、消化系统有好处，对卧床不起的病人尤其管用。它们有助于缓解便秘、抑郁、焦虑和失眠。这套动作的关键在于注意力高度集中。如果你要帮助别人做某个动作，请注意观察对方的皮肤、呼吸和面部表情。如果这个动作看上去不太舒服，对方觉得痛苦或情绪激动，请马上停下来。无数小时的空虚寂寞会严重影响人的精神，协助病人做瑜伽能给他们带去慰藉，让他们快快康复。

看护人员椅上瑜伽（十五分钟）

这套串联动作对看护人员很有帮助，尤其是需要站立或端坐很长时间的人，还有那些常常顾不上照顾自己的人。做椅上瑜伽的最佳时段是病人做检查、做手术或进入梦乡的时候，或者护士中途休息的时候。这套动作能活动身体的各个部位，让你找到平衡，得到放松。

坐姿猫伸展式和坐姿猫弓背式　坐在椅子边缘，双手抓住椅座，身体向后弯曲，过渡到坐姿猫伸展式（a）。然后身体向前弯曲，过渡到坐姿猫弓背式（b）。重复五次。

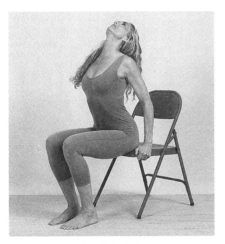

坐姿猫伸展式（a）

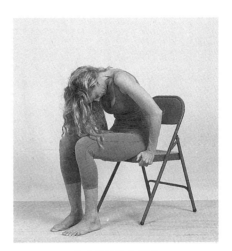

坐姿猫弓背式（b）

单腿脚踝碰膝盖　左脚踝架在右膝上，然后右脚踝架在左膝上。每一侧保持两轮呼吸，重复三次。

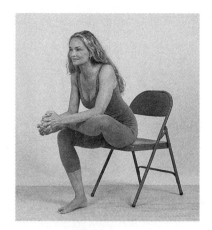

单腿脚踝碰膝盖

　　单腿脚踝碰膝盖前曲　脚踝架在膝盖上，身体向前弯曲。保持五次呼吸。在另一侧重复同样的动作。

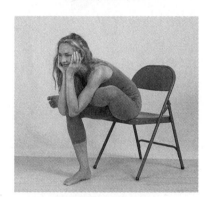

单腿脚踝碰膝盖前曲

　　椅侧扭转　侧身坐在椅子上，右大腿外侧紧贴椅背。双手抓住椅背两侧，双脚稳稳地踩在地面上，胸部和头部向右转。保持三次呼吸，吸气时稍稍向左转，呼气时向右转。在另一侧重复同样的动作，每一侧重复两次。

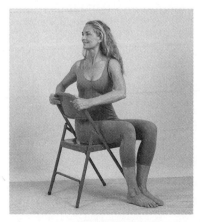

椅侧扭转

配合手臂动作的拜日式 坐在椅子上，吸气，双臂侧平举，手心朝上（a）。呼气，双手合十，放在胸前（b）；吸气的同时双臂上伸，高举过头（c）；呼气的同时双臂放下，放在身体两侧（d）。重复五次。

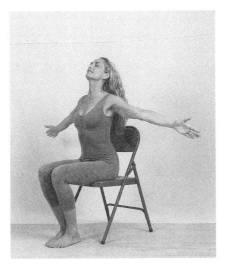

拜日式，张开双臂（a）

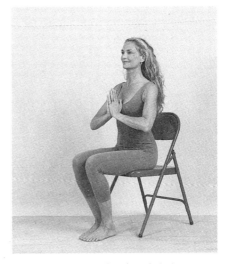

拜日式，双手放在胸前（b）

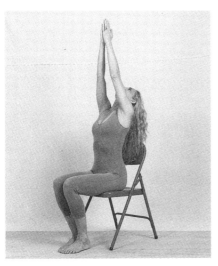

拜日式，双手朝上（c）

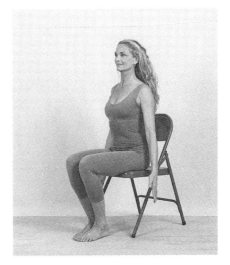

拜日式，双手放在身体两侧（d）

打开胸腔，舒展肩部　坐在椅子前方边缘，双手抓住座位两侧。然后将臀部移向座位前方。双手撑住椅座，让身体离开座位，然后将身体连续抬起（a）、落下（b），次数越多越好。身体落下的时候，尽量保持肘部与肩同宽。这套动作能打开胸腔，舒展肩部，强健肱三头肌。重复五次。

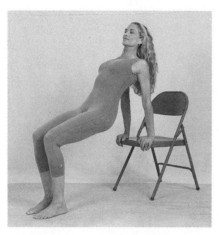

打开胸腔，舒展肩部，臀部抬起（a）

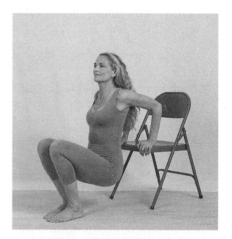

打开胸腔，舒展肩部，臀部落下（b）

　　椅上上犬式和椅上下犬式　椅子背靠墙壁。面对椅子，双手撑在椅座两侧，过渡到上犬式（a）。调整双脚和椅子的距离，直到肩膀位于手腕的正上方。保持三次呼吸。臀部向后移，头部位于双臂之间，过渡到下犬式（b）。保持三次呼吸。双手始终撑在椅子上，从上犬式过渡到下犬式，重复三轮，每轮保持三次呼吸。

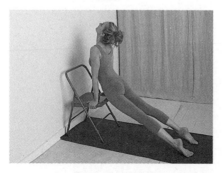

椅上上犬式（a）

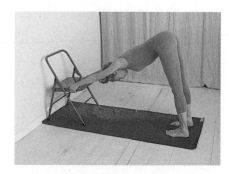

椅上下犬式（b）

简易坐加前曲　面对椅子，盘腿坐在叠起的毯子上。在椅座上放一条叠起的毯子，头部搁在毯子上，双臂围绕头部。交换两条腿的位置，重复同样的动作，每一侧保持十次呼吸。

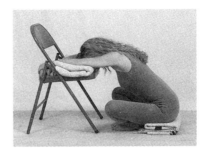

简易坐加前曲

　　挺尸式　仰面平躺，小腿架在椅子上，膝盖内侧卡住座椅的边缘。保持五分钟。

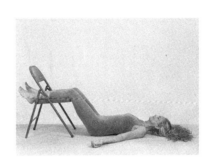

挺尸式

床上瑜伽十五分钟

　　你完全可以自己练习这套动作。如果你要指导别人做这套动作，请确保对方能看见你。请他们将每个动作多做几遍，尽量保持动作和呼吸的协调。

1.　双眼同时看鼻尖，然后同时看两侧，重复三次。

2.　慢慢摇头，就像在说"不"，重复三次。

3.　慢慢点头，就像在说"是"，重复三次。

4.　吐出、收回舌头，重复三次。

5.　张开、闭上嘴巴，重复三次。

6.　头部按压枕头，然后放松，重复三次。

7.　大拇指按顺序触碰其他手指，每次碰一根。左手重复两次，右手再继续。

8.　双手握拳，然后张开，重复三次。

9. 转动手腕，顺时针和逆时针各三次。

10. 弯曲、伸直双臂，重复三次。

11. 双臂沿着耳朵向上伸展，然后放回身体两侧，重复三次。

12. 右臂抱住左肩，上半身和头部向左转。每一侧重复三次。

13. 弯曲双膝，倒向左侧。保持五次呼吸，回到中立的位置。然后倒向右侧，再保持五次呼吸。最后伸直双腿。

14. 双臂用力按压床板，肘部弯曲，胸部微微抬起。重复三次。

15. 弯曲双膝，双脚稳稳地踩在床上。髋部抬起约一英寸（约二点五厘米），然后落下。重复三次。

16. 如果可能的话，把身体翻过来，俯卧在床上，前额搁在枕头上，以便顺畅地呼吸。然后抬头，重复三次。

17. 双手撑在床上，慢慢抬起胸部，过渡到小眼镜蛇式，重复三次。

18. 俯卧在床上，将一条腿抬起、放下，然后换另一条腿，做同样的动作。每一侧重复三次，然后把身体翻过来，恢复仰面朝天。

19. 绷直、弯曲足弓，重复五次。

20. 并拢、分开脚趾，重复五次。

21. 转动脚踝，每只脚顺时针和逆时针各转三次。

22. 双脚左右摇摆五次。然后，左膝弯曲，右膝伸直，模仿走路的样子。重复十次。

23. 弯曲一只膝盖，尽量贴近胸部，然后把腿伸直。每一侧重复五次。

24. 弯曲双膝，脚心并拢，然后抬起双膝，双脚踩在床上，看起来就像是蝴蝶翅膀在一开一合。重复五次。

25. 保持膝盖弯曲，双手搁在脑后，做仰卧起坐。重复五次。

26. 身体滚向一侧，小腿夹住第一只枕头，双手抱住第二只枕头，头下面垫着第三只枕头。静静休息五分钟。

我和罗德尼曾无数次亲眼看到床上瑜伽和椅上瑜伽的神奇效果。有一次，我、

罗德尼和唐娜·凯伦一起去参观加州大学洛杉矶分校的医疗中心，该中心采纳了我们的"城市禅学整合治疗项目"。有个身患白血病的小姑娘正在住院治疗。我们跟她一起做了一套简单的床上瑜伽，帮助她过渡到侧卧体式，用薰衣草精油给她做了灵气理疗，还指导她做了一次简短的全身扫描式冥想。后来，她睡得特别香。那是她半年以来睡得最安稳的一觉。接下来，我们又和她妈妈一起做了椅上瑜伽。她在女儿生病期间从来没有离开过半步。做完瑜伽后，她躺在沙发上，我们给她做了灵气理疗。当我们蹑手蹑脚地走出房间时，母女俩都进入了梦乡。这套动作不但对病人有好处，对他们的亲人和医生也有好处。无论是给小孩抓虱子、喂饱饥饿的人，还是关注别人、触碰别人，奉献总能给我们带来内心的平静。

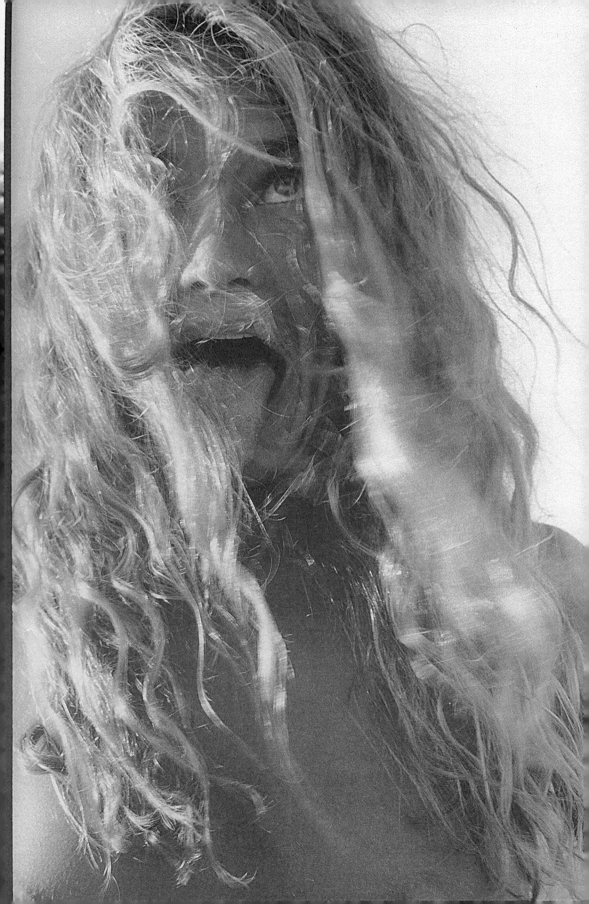

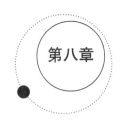

第八章

混乱

你现在最不该做的事就是朝外看。

没有人能给你出主意，没有人能帮到你。

唯一的方法就是向内探索。

——赖内·马利亚·里尔克《给青年诗人的信》

1989 年冬天，我从加尔各答回到纽约。出租车停在位于西百老汇的跃层公寓门口时，我看见一辆黑色豪车旁站着一个穿皮草大衣的女人，胳膊上挂着一大堆高端商场的花哨购物袋。她对司机大喊大叫，显然是因为他没有在正确的地方等她。"浑蛋！"她喊道，"你竟敢让我一个人站在马路上！"她的脸因愤怒而扭曲。

我眼前突然浮现出了加尔各答那个住在窝棚里的老奶奶。她带着无私、纯粹的爱，耐心地给孙女抓虱子。这两幅场景的巨大反差让我体验到了文化冲击。我匆匆走进公寓，锁上门，一连好几天没有出去。

在印度和修女们共度的几个月，让我学到了"静默的果实是祈祷，祈祷的果实是信仰，信仰的果实是仁爱，仁爱的果实是奉献，奉献的果实是平和"。据说特蕾莎修女把这几句话写在了自己卧室的墙上（我欣慰地发现，即便是高尚如她，也需要每天提醒自己向内探索，保持静默）。我尝到了内心平静的滋味，知道自己需要找一种正确的奉献方式。

我很钦佩那些立誓奉献自己、为穷人服务的修女，但我也知道，自己无法许下和她们一样的承诺。我活在现代社会里，想要丈夫、家庭、事业和经济保障。对我来说，守身如玉是不可能的。但有没有我能走的中间道路？我能一边穿名牌鞋，享受性爱，一边以力所能及的方式做出奉献，寻找内心的平静吗？

在《薄伽梵歌》里，黑天告诉阿周那，"居士"（选择在俗世生活、组建家庭的瑜伽行者）也可以和出家人一样得到开悟。辨喜大师[①]写道："出家人不见得就比入世者伟大，活在俗世中要比出家难得多。"我的家人养育了我，保护了我，为我牺牲了那么多。我已经做好了准备，要找一个人组建自己的家庭。

抵达加尔各答几个星期后，我写了两封信。第一封信是写给罗宾的。我在信里说，尽管我很高兴他改变了心意，但我不想和他破镜重圆，因为我觉得，作为他的伴侣，我永远也无法发出自己的声音。第二封信是写给一个很爱我的男人的。虽然我们从来没有正式约会过，但他肯定能做个关心家庭的好丈夫。我在信里说，我愿意嫁给他。我给信贴上邮票，丢进了街角的邮筒里。不幸的是，我没有意识到印度的邮政系统有多糟糕。如果你把贴了邮票的信丢进邮筒里，邮票会被偷走，信则会被扔掉。这两封信都没有送到收件人手里。等我回到家的时候，我准备嫁的男人已经开开心心地和别人订了婚，罗宾则给我买了一枚钻戒。

罗宾请我外出用餐，把我带进了一家优雅的印度餐厅。那家名为"涅槃"（Nirvana）的餐厅可以俯瞰中央公园，环境非常好。我们落座后，我看得出他很紧张。他笨手笨脚地从运动外套里掏出一只小盒子，然后清了清嗓子，单膝跪地："科琳，你愿意嫁给我吗？"他用的是非常正式的英国腔，就像在和我开玩笑一样。但我知道，他是认真的。

"我愿意！"我回答。

事实上，我仍然深深爱着罗宾。我盼这一刻已经盼了很多年。拍时尚大片的时候，

---

① 辨喜大师（Swami Vivekananda, 1863—1902），印度近代哲学家、社会活动家、印度教改革家。

如果摄影师让我露出幸福的表情，我就会想象罗宾向我求婚的那一刻。我对罗宾的迷恋战胜了其他。我的态度来了个一百八十度大转变。当时，我对自己还有很多方面不了解，这段婚姻成了我了解自己的沃土。

从印度回来四个月后，我身穿乔治·迪·圣·安吉罗设计的纯白迷你裙，和罗宾在我的跃层公寓里举行了婚礼，婚宴是在罗宾的摄影工作室里办的。那是一个喧闹的夜晚，有人偷偷派发大麻烟卷，大多数宾客都抽嗨了。婚礼摄影师肯定也抽嗨了，因为我们拿到的照片里，很多客人不是只有半个脑袋，就是只露了半条腿。我的兄弟们感觉就像进了天堂，因为身边全是穿紧身短裙的漂亮模特伴着雷鬼乐翩翩起舞。当乐队开始演奏鲍勃·马利的名曲《三只小鸟》（Three Little Birds）时，"什么事也别担心，因为所有事都会好起来"这句歌词完美地描述了我当时的感受。

音乐是我们全家人通用的语言，歌词则是我的灵感来源。我还是个小女孩的时候，把鲍勃·迪伦的专辑反复听了无数遍，直到每句歌词都烂熟于胸。我觉得，这些歌是专门写给我的。我人生的每个阶段都有音乐相伴。卡洛尔·金的《挂毯》（Tapestry）专辑陪我度过了青春期。鲍勃·迪伦用《躺下吧，女士》（Lay, Lady, Lay）和《今夜我将留下陪你》（Tonight I'll Be Staying Here with You）这些歌教给了我如何温柔地去爱。梅莉莎·埃瑟里奇的歌赋予了我力量。人生最低潮的时候，我与安妮·蓝妮克丝的《哦，上帝》（Oh God）相遇。每个女人都应该牢记杰森·伊斯贝尔名曲《将我覆盖》（Cover Me Up）里反复出现的"学会知足"。费欧娜·艾波野性而真诚的歌声则让我敞开了心扉，鼓励我写下了这本书。

我的生活发生了变化。我结了婚，模特之路越走越顺，还和家人尽弃前嫌。我过上了梦想中的生活，但还是缺了点什么。我觉得这种看似完美的生活很不真实，还不如我在混乱嘈杂的印度过得真实。我意识到，我需要奉献，但还没想好该用什么方式。

1987 年，也就是去加尔各答的前一年，我上了人生中第一堂瑜伽课。当时，我着迷的是跑步和拳击，只要一有空就去参加有氧运动营。我的朋友、隔壁邻居凯西·洛（现在是弗雷斯顿太太了）迷上了瑜伽，让我也去试试。我自认为是个运动员，起初并没有答应，但最后还是禁不住她的纠缠。那个瑜伽馆位于苏荷区的百老汇，瑜伽老师名叫南希·维尼克。我认真倾听她说的每个字，尽最大努力跟上课程进度。让我吃惊的是，很多动作我都做不了。我自认为身体处于最佳状态，但其实平衡感和柔韧性都不好。当大家过渡到鱼式（一种后弯体式）的时候，我心想："等一等，我的脊椎可做不到这个。"我对此既惊叹又好奇。

下课后，我朝着百老汇的方向走去。那条路我走过成百上千次，但这次一切都变得不同了。城市的灯光、色彩和气息都变得那么清晰，就像我过去一直戴着眼罩，现在终于有人把它揭开了一样。我和凯西仿佛踏上了朝圣之旅，专注地向前走，静静地回了家。瑜伽的大门就这样向我敞开了。不过，我还得再过一段时间才会真正投入进去。

差不多是同一时刻，《纽约》杂志需要我拍张照片。我得看上去像个拳击手，所以他们付钱让我去布鲁克林的格里森健身房上课。我一走进那扇门，就爱上了里面的氛围——男人们在大喊大叫，四周弥漫着汗水和皮革的味道，拳头噼里啪啦地打在沙袋上。我很钦佩拳击手和拳击教练的运动强度和自律精神。那是另一种师生关系。他们走上擂台的时候，精神高度集中，充分感受着当下。

我第一次走进格里森健身房的时候，每个人都觉得我是走错了地方。健身房老板布鲁斯·希尔福格拉德是一位拳击赛承办人，他邀请我进办公室聊聊，我们俩一拍即合。他给我介绍了女人来这里的一些注意事项。比如，我那天穿的超短裙就是明令禁止的。

很多年纪比较大的退役拳击手，比如杰克·拉莫塔，也时不时会过来转转。我在有五个兄弟的意大利家庭长大，对这种环境并不陌生。我就像在家里一样自在。健身房里非常脏乱，简直是模特那种精致生活的反面。后来，我成了格里森健身房的常客，赫克托·罗卡和巴里·弗切斯成了我的教练。他们曾执教过众多拳击冠军，包括拉里·霍姆斯、迈克·泰森、乔治·福尔曼和穆罕默德·阿里。

我属于格里森健身房最早的一批女拳击手。过了一段时间，来健身房练拳击的女人越来越多了，其中大部分是警察。于是，我就能和女人搭档练习了。有一回，我的对手是个名叫斯巴克·李的女警察。这场比赛吸引了很多媒体的关注，因为我是刚上市的那一期《时尚 COSMO 美容指南》（*Cosmopolitan's Beauty Guide*）的封面女郎。幸运的是，我比大多数女人都要高，所以面部不太容易被击中。不过，斯巴克·李还是打断了我好几根肋骨。我的拳击生涯就这样结束了。很多年之后，赫克托又训练了一位打算扮演拳击手的女人，她就是电影《百万美元宝贝》（*Million Dollar Baby*）的女演员希拉里·斯万克。

正当我以为生活已经步入正轨之时，却被一个意外状况打了个措手不及。当时，我和罗宾还不打算要孩子，我一直在吃避孕药。但月经迟迟不来，所以我决定做个家庭妊娠测试。看见测试棒上出现的加号时，我简直惊呆了。我的工作怎么办？发现自己怀孕的那一天，我坐在地铁上突然大哭了起来。我旁边的女人探过头关切地问："你没事吧？"

"我没事，"我一边抽泣，一边呜咽，"我怀孕了！"

她指了指车厢里贴的堕胎小广告，看起来很想帮我。

"不，"我说，"我想要这个孩子！"

那个可怜的女人看起来和我一样迷茫。

作为虔诚的天主教徒，我妈妈是坚定的反堕胎激进人士。但我同样坚定地相信，做母亲的也有选择的权利。不过，我自己永远也不可能选择堕胎。最后，我还是接受了怀孕的事实。弄清肚子里是个男孩后，我们给他取了我的偶像迪伦的名字。我继续工作，觉得一切都和过去没什么不一样。有时候，我不得不提醒自己，我真的是怀孕了。后来，我才知道，没出现妊娠反应是因为我的孕酮水平过低。孕期刚刚过半，我就流产了。那对我来说是一次毁灭性的打击。

流产后过了几个月，我接下了为期一个月的模特工作，去洛杉矶为雅芳拍摄时尚大片。我每天晚上都去酒店隔壁的健身房练踏步操。一天晚上，由于跳操跳得太猛，剧烈的背痛使我摔倒在了地上。我被抬出健身房，送回了酒店房间。我在房间里打了911急救电话。他们派了个医生过来，给我注射了肌肉松弛剂和类固醇药物。

令人惊讶的是，我仍然坚持完成了雅芳时装目录的拍摄。尽管身体像石头一样沉，我还是把那些厚绒布长袍穿出了独特的风情，就像它们是用真丝和羊绒制成的一样。我吃了很多止痛药，后来干脆是被人抬出摄影棚的。回到纽约家中后，我不得不始终平躺。接下来的几个月里，我经历了难以忍受的疼痛。

一位著名的背部医生告诉我，这种疼痛是心理上的。他觉得，这有可能是源于对金钱的担忧。这实在太可笑了，因为我当年的收入已经超过六位数。他又给我开了一些止痛药，建议我试一试心理治疗。

我和罗宾开车去印第安纳过感恩节。应该说是罗宾开车，我躺在车后座上，因为吃了镇痛药，整个人迷迷糊糊的。爸爸妈妈看见我的时候简直吓坏了，马上在韦恩堡找了位医生。医生让我做了核磁共振检查。检查结果出来后，他说我需要马上做手术，因为我有一节椎间盘压迫了坐骨神经。

回到纽约后，罗伯特·斯诺医生给出了另一种诊断结果。斯诺医生说，我脊椎的情况不太妙，就像是我跳下了帝国大厦，还是双脚着地的。三天后，我接受了椎间盘切除手术。斯诺医生取下了我的一节椎间盘，让剩下的椎骨自己慢慢愈合。医院里有可以自己控制的吗啡点滴，它们带给了我熟悉的吸毒快感。我真想一直按住按钮不放！不过，我还是坚定地请护士拿走了吗啡泵。我凭本能知道，应对痛苦和渴望有更好的方法。

做手术有好处吗？或许吧。但由于这次手术，我被迫放弃了剧烈运动，比如踏步操和跑步。自从上过第一堂瑜伽课后，我已经有八年没接触过瑜伽了。现在，我已经为全身心投入瑜伽做好了准备。只要学会倾听，你就很难再忽略自己的身体。我没有认真倾听自己的身体，并为此付出了高昂的代价。我决定不再自责！很快，我就爱上了瑜伽。瑜伽不但满足了我健身的需求，还在生活的各个领域引导着我，包括身体、情感、心理、精神、道德，是的，还有性生活。从那时开始，我一直对瑜伽忠贞不贰。

瑜伽体位串联：高度专注

在混乱的局面中坚持己见，就像是在湍急的河流中挣扎着逆流而上。与激流抗争，只会让你筋疲力尽，最终一败涂地。瑜伽就像是一只救生筏，教我们观察和倾听，学会顺着水流而动，直到找到一个能够挣脱束缚的地方。

瑜伽就像肌肉，你练得越多，就越容易拓展空间，意识到内心的混乱。为了集中注意力，我们要做的第一步就是关注体式的转换。练瑜伽的时候，我们既观察肉身，也观察精体。"肉身"指的是有血有肉的身体，"精体"则包括心灵和流经全身的精神力量。通常来说，理解如何后移臀部、抬起胸腔比较简单，理解如何通过冥想向内探索则要困难得多。体式练习让我们的身体为更精妙的练习做好了准备，比如调息、专注和冥想。

最终，我们或许能够接受因果，觉察自己的嗔、恨、嫉、怒。如果你能安坐如山，见证这些情绪起起伏伏，就像见证自然界的潮起潮落一样，你就能摆脱它们的控制。有时候，体式练习会激起这些情绪。你会意识到，内心其实可以不存在争斗。强大的体式练习能燃烧体内的垃圾，缓解体内的紧张情绪。体式练习能抚平内心的波动，让我们体验到真正的"静"。在最混乱、最迷茫的时刻，你可以将瑜伽视为通向平静的桥梁。

体式练习能让头脑变得更清晰，更专注。这套串联动作就像一阵鸣响的警钟，就像厉声对孩子说话，好引起他的注意。这也是一套力量型的动作。我们在不同体式之间来回切换，这需要调动双腿、双臂和四肢共同的力量。加入"凝视"和"呼吸"后，练习者更容易集中精力，避免分心。

瑜伽凝视法（将目光聚焦在一个点上）必须贯穿整套动作。关注呼吸，关注气息是如何流转，又是如何吸入体内的。这是一种比较精妙的冥想。调息法需要头脑极度敏捷、高度集中，让我们为正式的静坐冥想做好准备。当我们练习集中注意力时，没有"你"，也没有"我"，没有目标，也没有渴望，只是倾听与回应。我们为获得"专注"付出的努力，比如这套持续十五分钟的高强度串联动作，有助于我们在混乱的时代把握自己。

平板式　双手双膝着地，脚趾蹬地，双
腿伸直，肩部移动到手腕的正上方，双臂垂直
于地面。脚后跟用力向后蹬，拉伸腹部肌肉，
打开前胸和肩背。平板式是一种很苛刻的体式，
能够增强力量，提升注意力。用柔和的目光注
视房间的另一侧，保持五次呼吸。双脚退回双
手之间。

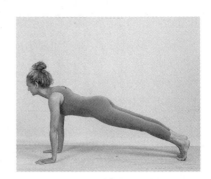

平板式

幻椅式　弯曲膝盖，身体下蹲，大腿与
地面平行。双臂向前向上伸展，高举过头。越
过鼻尖，凝视前方大约六英尺（约一米八）远
的地方。保持八次呼吸。呼气，身体向前弯曲，
位于膝盖上方。

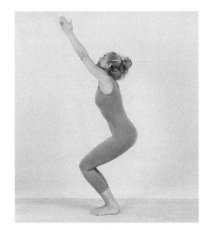

幻椅式

下犬式　双手撑在双脚两侧的地板上，
后退几步，过渡到下犬式。双腿用力向后蹬，
放松颈部和头部，轻松地凝视双腿。保持五
次呼吸。

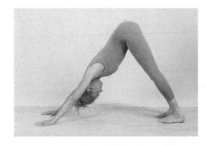

下犬式

战士二式 右脚向前一步，踩在双手之间的地面上。后脚脚后跟着地，脚趾右转十五度，双臂侧平举，与地面平行。胸部和臀部向左打开。让伸展的双臂帮助你打开胸部。左脚后跟用力向后蹬，右膝盖弯曲九十度，和右脚的中轴连成直线。凝视右手前方。保持八次呼吸。呼气，双手撑在前脚两侧的地面上，后退一步，过渡到下犬式。换成左脚在前，重复同样的动作。

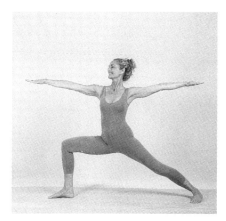

战士二式

侧板式 从下犬式开始，右脚外侧边缘着地，左腿搁在右腿上方。将身体重心移到右臂上，身体朝侧面翻转，左臂向上伸，指向天花板（a）。抬起臀部，抬得越高越好。凝视左手上方。如果完整的姿势太难做到，你也可以加以改良，改成右膝跪地（b）。每一侧保持三次呼吸。以下犬式结束。

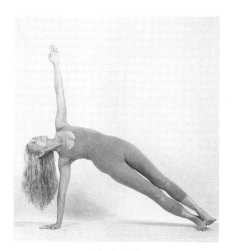

侧板式（a）

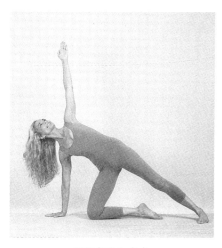

侧板式变体（b）

战士一式 右脚向前一步，踩在双手之间的地面上。后脚脚后跟着地，脚趾右转四十五度。双臂伸直，沿着耳朵高举过头。前腿膝盖弯曲九十度。双臂向上伸展的同时抬起胸部，凝视双手大拇指。双手撑地，退后一步，过渡到下犬式。换成左腿在前，重复同样的动作，以下犬式结束。

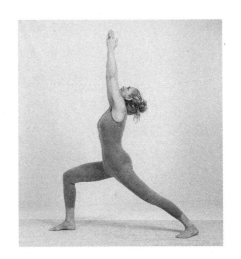

战士一式

手倒立式 瑜伽垫的短边和墙壁对齐，双手离墙四英寸（约十厘米）远，过渡到下犬式。向前迈出一英尺（约三十厘米）。呼气的同时伸直一条腿，在身后向上摆动（a）。屈膝站立的那条腿蹬地踢出，过渡到手倒立式（b）。尽可能在呼气的同时协调腿部动作，确保手臂能提供有力的支撑。凝视双手拇指之间的地方。每一侧踢五次腿，然后过渡到婴儿式休息（c），保持五次呼吸，再以手杖式端坐（d）。

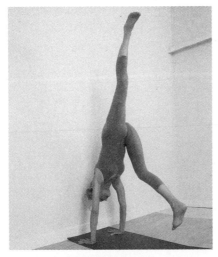

靠墙手倒立踢腿（a）

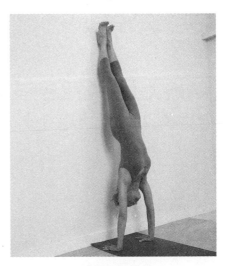

手倒立式（b）

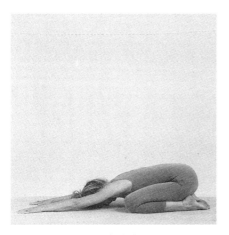

婴儿式（c）

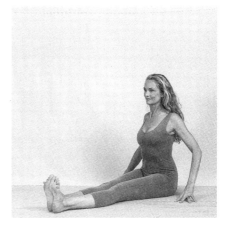

手杖式（d）

反台式 双手撑在身后六英寸（约十五厘米）的地方，手指指向前方，弯曲膝盖，双脚搁在坐骨前方约一英尺（约三十厘米）的地方，然后抬起臀部。尽可能试着让身体和大腿与地面平行。头向后仰，但如果你感觉到颈部紧绷，就尽量把头部挺直。保持三次呼吸。注视鼻尖上方。重复同样的动作，但这一次尽量把腿伸直（b），手心脚心着地。再保持三次呼吸，然后在呼气的同时身体落下，以手杖式端坐。

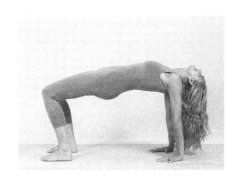

反台式（a）

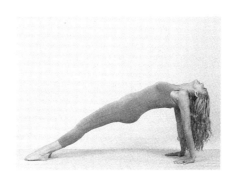

反台式（b）

船式（Navasana） 双手撑在身后，在呼气的同时抬起双腿，指向斜上方，使身体和双腿组成一个"V"字。双臂沿着大腿前平举，抱腿（a），重复几次。如果这个动作太难做到，你也可以弯曲膝盖，坐在坐骨前方（b）。你还可以选择双手始终撑地（c）。轻松地凝视双脚，呼气的同时双腿落下。

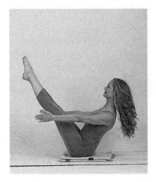

船式（a）

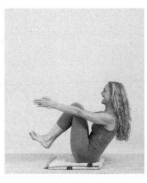

船式加屈膝（b）

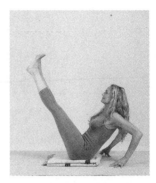

船式变体（c）

卧简易坐（Supta Sukhasana） 仰面平躺，双腿盘起，左腿在右腿前方。吸气，双臂高举过头。弯曲右臂，手掌滑到脑后，朝左肩胛骨的方向伸展。然后弯曲左臂，手掌滑向背后，朝右肩胛骨的方向伸展。双手组成枕头，托起头部。换手，让另一只手臂放在上面。换腿，右腿放在左腿前方。闭上双眼，在眼皮下面凝视脸颊下方。每一侧、每只手保持二十次呼吸。

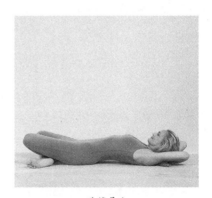

卧简易坐

挺尸式 仰面平躺，盖上毯子。感受毯子的包容、温暖和舒适。注意力高度集中，关注自己身体的感觉。保持五分钟。

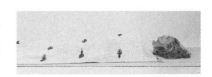

挺尸式，盖上瑜伽毯

冥想　选一个舒服的姿势盘腿端坐，眼睛微微睁开，臀部抬起，膝盖尽可能给身体提供支撑。专注于呼吸和凝视。想象坐在"风暴中心"里观察旋风，保持三分钟。

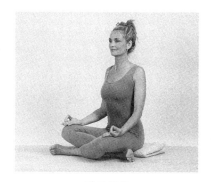

睁眼冥想

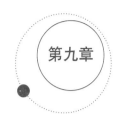

第九章

恐惧

首先，请允许我表明自己的坚定信念：唯一值得我们恐惧的就是恐惧本身。
这是一种难以名状、盲目冲动、毫无缘由的恐惧，会将人们"变退为进"的努
力化为泡影。

——富兰克林·德拉诺·罗斯福

患上癫痫后，我对恐惧有了全新的认识。癫痫即将发作的时候，也就是抽搐开
始之前，我会有一种强烈的"似曾相识"的感觉，它又被称为预兆（Aura）。那是一
种很酷的感觉，就像是觉醒一样。一切都变成了慢动作，时间似乎不再流逝。我觉
得这种事曾经发生过，或是在我的梦里出现过。此时此刻，我既年老又年轻。有些
时候，"预兆"刚出现时我还能说话，能告诉罗德尼或周围的人发生了什么事。真
正的恐惧是伴随癫痫发作出现的。你会记不得自己的名字和年龄，记不得自己身在
何处，记不得发生了什么事。真正的恐惧，是你认不出坐在身边的女儿或伴侣，是
你在慢慢拼凑记忆碎片时看见他们焦虑的眼神，是你不知道自己还能不能重拾记忆。

我第一次被诊断出患有癫痫是 1989 年，当时我刚刚三十岁。我不知道它什么
时候会发作，也不知道它发作起来会有多厉害。我一直也没弄清什么东西会触发癫
痫。禅僧会一边大声击掌一边喊道："是时候了！"这句话的意思是，你可能在这个

瞬间死去。我不需要这样的提醒，因为死亡时刻与我为伴。

多年以来，我一直带着对抽搐的恐惧生活着。我担心在公共场合发作会造成尴尬，会伤到自己，甚至会倒地身亡。如今，我会试着去感谢癫痫，感谢它教给我的东西。三十岁以后，我的癫痫发作过一百多次，它们是我一生中最残酷但也是最重要的老师。

∧－∧

我在印度经历了第一次癫痫大发作，尽管我当时还不清楚到底发生了什么事。我和唐·加拉格尔在仁爱传教修女会做完义工后，决定从加尔各答坐火车去瓦拉纳西，去看看恒河岸边石级上的火葬场。瓦拉纳西是火化尸体的地方，熊熊燃烧的巨大柴堆上举行着盛大的拜火仪式。我们和数百名乘客、活鸡、山羊一起登上了从加尔各答开出的列车。我们多加了点钱，把座位票升了级，好在长达十二个小时的火车之旅中有个包厢坐。

我一直感觉很不好，上车后觉得更糟糕了。

唐一直很注意不吃小摊卖的东西，不喝街头卖的水，还小心翼翼地定时服用抗疟疾药。我却自认为百毒不侵，没有采取同样的预防措施。她一直在我耳边唠叨，催我赶紧吃抗疟疾药，但我觉得这件事实在太可笑了。我从书里读到过，疟疾有很多种，抗疟疾药只能预防其中几种。再说了，我一吃药就浑身不舒服。刚刚登上列车，我的脑袋就阵阵抽痛，胃里翻江倒海，整个人迷迷瞪瞪的。六小时后，我开始呻吟。唐试着问旁边的乘客到瓦拉纳西还有多久，但没有人懂英语。

突然之间，我开始剧烈颤抖，口吐白沫，眼球上翻，全身抽搐。有个碰巧是医生又会说英语的男人过来救了急。抽搐平息下来之后，他检查了我的脉搏。当时，我的心跳只有每分钟二十五次。

"她病得很厉害。"医生告诉唐。

"我们必须在下一站下车。"唐说。

"女士，你们不能下车。"他说，"我们现在在一个鸟不拉屎的地方。你们得等到瓦拉纳西才行，火车还得开六小时。"

"我不知道她能不能熬过去。"唐吓得手足无措。

"我也不知道。"医生说。

接下来的六小时里，我大部分时间都没有意识。唐紧紧握着我的手，一边抽泣一边祈祷。火车抵达瓦拉纳西之后，她赶紧喊了一帮男人，把我送进了附近一家酒店。因为火车上那个医生告诉我们，无论如何也不要去当地医院。他给了唐一位私人医生的电话。我们在房间里等医生过来的时候，我再一次发病，从床上摔了下来。

医生过来给我做完检查后告诉唐："她必须马上输液。"唐不同意："我得知道你要给她输什么，还有针头干不干净！"医生说："女士，如果我现在不输液，她活不过十五分钟。"

我醒过来的时候，觉得既困惑又害怕。我躺在一个陌生的房间里，手上还挂着吊瓶。我全身疼得要命，还隐隐约约听见酒店经理在向唐要地址，如果真出了事好把我的遗体送回家。

癫痫发作害我断了几根肋骨，咬伤了舌头，嘴里也被咬得鲜血淋漓。我的脑袋阵阵抽痛，觉得自己像是被大卡车碾了一样。最后，一切都过去了。第二天医生过来看我的时候，唐赶紧抽空洗了个澡。我已经度过了危险期。

四十八小时后，我已经恢复体力，能离开酒店了。我告诉唐，我还是想去看看恒河边的火葬场。她试图劝我不要去，但没有成功。最后，我们还是冒险去了恒河边。那幅场景简直令人难以置信！尸体被抬下几十级台阶后，抛进巨大的火堆里。人肉烧焦的味道非常刺鼻。河面上漂着很多尸体，其中有些是婴儿。根据印度传统，人死后尸体要火化，火能让肉体归于尘土，灵魂脱离肉体，踏上转世之旅。

苦行者（Saddhus）又被称为圣人，是神圣（有时似乎有点疯癫）的印度神秘主义者。他们都在恒河岸边修行。有个人多年来始终高举一只手，那只手已经彻底萎缩，只剩皮包骨头了。有些人单腿站立,持续很长时间。很多人只裹着一条缠腰布,有些甚至连缠腰布都没有。他们身上画满了图案,头发看起来很久没梳过,也很久没理过了。他们通过苦行(Tapas)练习奉爱瑜伽(Bhakti Yoga)的终极形式。苦行被视为一种奉献或牺牲,能燃烧掉这一世的罪孽和愚昧,使下一世拥有更美好的生活。那场景非常疯狂,就像印度一样错综复杂。但不知为什么,我却觉得特别自然。

我们已经受够火车了,决定乘飞机返回加尔各答。抵达瓦拉纳西机场后,我们竟然在候机大厅里碰见了来酒店给我看病的医生。在我看来,他是我的救命恩人。但唐突然变得特别激动,开始冲他大吼大叫,骂他是色狼,让他退诊金。我简直惊呆了。唐告诉我,她冲完澡走出浴室的时候,发现医生在对我动手动脚。他显然不希望把事情闹大,所以他掏出一沓钞票塞进唐怀里,然后赶紧跑掉了。我们飞回加尔各答,互道珍重,然后各回各家。

∧ – ∧

回到纽约后,我觉得那次癫痫发作只是个巧合,可能是我在印度染上了什么病(医生说我可能得了脑型疟疾)。但两个月后,同样的事情又发生了。当时,我正在履行陪审团义务,坐在曼哈顿下城法院的一条硬板凳上,回答双方律师提出的问题,等法官判定我是否够格担任一起案件的陪审员。接下来,我意识到的就是有个修女在俯身看我。她拉着我的手,告诉我,我很美,上帝爱我。我难道是上天堂了?如果是这样,那天堂真是个忙乱嘈杂的地方。我不知道发生了什么事。我整个人都吓呆了,不过修女抚摸着我的手,告诉我,我是被深爱着的。

我其实刚刚经历了一次癫痫大发作,现在躺在纽约西村圣文森特医院的急诊室里。我是被救护车送来医院的,在这里整整昏迷了四小时。就像第一次癫痫发作一样,我醒过来后的第一个念头就是,我在这里做什么?为什么我的身体和脑袋都在抽痛?为什么我恶心想吐?为什么我的衬衫上有血?为什么我手上插着管子,连着一台嘀嘀直叫的机器?

有血是因为我咬破了自己的舌头,抽痛是因为身上的肌肉急剧收缩,恶心是因为我全身剧烈颤抖。罗宾来医院接我，带我去看了神经科医师。医生给我做了一些测试，然后告诉我，我患有癫痫。这是一种神经系统和中枢神经系统紊乱症。癫痫大发作是原因不明的大脑神经元放电的结果。我的症状是很典型的，包括剧烈抽搐，失去意识，牙关紧咬，四肢痉挛，背部拱起，口吐白沫，眼球上翻。

没有人知道癫痫到底是什么引起的。对我来说，原因可能是十五岁那次车祸造成的脑损伤，可能是在印度染上的疟疾，可能是年轻时吸食的毒品，也可能是野营时遭受的雷击。原因可能是上述所有因素的综合，也可能和它们毫无关系。

多年以来，我因为发病得过脑震荡，摔断过骨头，也曾浑身青紫，满嘴是血。但我觉得，最艰巨的挑战还是直面羞愧和尴尬，以及不知癫痫什么时候会发作的恐惧。在最软弱（也是最虔诚）的时候，我会想，是不是自己做错了什么事，所以受到了上天的惩罚。我觉得自己很不正常，就像怪物一样。我只想蜷缩在安全的家里，浑浑噩噩地过日子。我觉得自己给离我很近、见过我发病、和我同住的人造成了精神负担，他们会害怕我再次发病。我知道，自己的羞愧和尴尬源于美国文化对残疾人（如癫痫患者）的看法。有趣的是，在其他文化中，比如在巴厘岛上，癫痫发作被视为灵力的觉醒，是上天的馈赠。

∧－∧

2013 年，由于已经有很多年没发病了，我决定瞒着医生把药停了。但我错了！我开始出现轻微的预兆，后来越来越强烈。我没有告诉任何人，因为我不想继续吃药了。我觉得，有了高级的调息法和冥想，自己完全能控制癫痫发作。5 月的一天，在我停药四个月后，我正和罗德尼一起洗鸳鸯浴，突然来了一次癫痫大发作。罗德尼不得不把我的身体按在墙上，因为实在来不及把我弄出浴室了。按住癫痫发作的我是一件可怕的事，但要是不这么做，我很可能在大理石浴缸里磕得头破血流。由于这次发作，我的脊椎出现了好几处压迫性骨折。我停止服用的药物能降低癫痫发作的频率和剧烈程度。但我很固执，我告诉自己，这次发作只是偶然。我还是拒绝服药。

三个月后，我在香提瑜伽馆（Yoga Shanti）给一群接受培训的未来瑜伽老师做演讲，癫痫再次发作。这次发病导致我尾椎骨和肋骨骨折。我找了一位神经学家，他给我做了核磁共振成像和脑电图。结果显示，我十五岁时遭遇的车祸伤及了大脑皮层。他不确定脑部损伤和癫痫发作有直接的联系，但严令我继续服药，还给我开了些利必通[①]。

三十年来，我尝试过所有的抗癫痫疗法，从针灸到催眠术，从顺势疗法到生物反馈疗法，再到服用大把的药物。但是，我的癫痫还是反复发作。在香提瑜伽的那次大发作后，我决定乖乖遵循医嘱。医生还建议我吃生酮餐，那是 20 世纪 20 年代兴起的一种饮食，特点是高脂肪、低碳水化合物、低蛋白质，能有效抑制小儿癫痫。我付出了最大的努力，相信这是最好的解决方案。

最大的改变是我接受了自己的病情。每天吞下小白药片的时候，我都会默默感谢现代医学的发达。我用饮食、针灸和瑜伽辅助治疗，但再也不觉得自己被病魔击败了。相反，我认识到了自己无法掌控一切。或许我们拥有这副身体，就是为了学会应对暂时无法理解的挑战。无论处境多么艰险，无论病痛多么难熬，那些都是帮助我们成长的机会。

我知道自己不是无敌的。我再也不能独自开车或游泳了。我三年前重回印度的时候，再也不敢吃街头小贩卖的吃的了。我身上带着防治疟疾的药物，只喝瓶装水。我知道，拥有这副身体是我的幸运，无论它给我带来了什么。不过，人在害怕受伤或觉得尴尬的时候，还是很容易给自己找借口，或者为发生的事编造理由。

2013 年那次癫痫发作后一个星期，我应邀到巴黎的大皇宫带领四千五百人做瑜伽。我想过拒绝。但如果不去，我又要做些什么呢？难道是宅在家里，什么也不做吗？我和好朋友、瑜伽教练卡里·哈仁多尔夫一起飞去了巴黎。我带着伤痕累累的脊椎

---

① 利必通（Lamictal），处方药，适应症为癫痫。

和血肉模糊的舌头站在台上，直面自己最大的恐惧，那就是在数千人（实际上是数百万人，因为当时有视频直播）面前发病。我对各种疗法都持开放态度，但我不会让恐惧控制或妨碍自己的生活。

我和罗德尼去科罗拉多参加过艾扬格大师的研修班，艾扬格大师敏锐地感觉到了这一点。课程讲到倒立的时候，我告诉他，我有癫痫，所以不能倒立了。有几次，在长时间的倒立后，我感觉自己马上要发病了。他让我做一下倒立，我照做了。当班上其他同学都恢复站姿的时候，他让我再坚持一下。当他终于让我恢复站姿的时候，我照办了，然后马上和其他同学一起过渡到了英雄式。这时，艾扬格大师轻轻拍了拍我，说："这是你的问题，不是倒立的问题。你从一个体式过渡到下一个体式的速度太快了，没有充分吸收每个体式的精华。也许你在生活中也是这么做的。请放慢速度。保持婴儿式的时间应该和倒立一样长。"

他是对的，我从一件事切换到另一件事的速度太快了。艾扬格大师的教诲至今仍在提醒我——充分感受当下。我继续练习倒立，但保持婴儿式的时间会和倒立一样长。在生活中，我也牢记这个教诲。当我盲目地从一件事切换到另一件事的时候，我会提醒自己放慢速度。

到 2014 年 7 月，我就有整整一年没发病了。6 月，我在萨格港的香提瑜伽上了一堂瑜伽课。课程快结束的时候，八名学员在以挺尸式仰面躺在瑜伽垫上。我关掉了音乐，伸手去拿玛雅·安吉罗的一首诗，准备念给大家听。就在这时，我产生了一种似曾相识的感觉，先是出现在肚子里，然后又出现在了喉咙里。我呆呆地站着，想等预兆过去。我脚踏实地，尽可能平稳地呼吸。接着，我意识到自己说不出话了。我记得的最后一件事，就是香提瑜伽的经理丽莎·奥尔森站在屋角，看屋里是否一切正常。我悠悠醒转的时候，身边有个陌生的男人，提了好多我回答不了的问题。我能做的只有哭泣。然后，我又倒头睡着了。等我再次醒来的时候，他还在那里。

"你叫什么名字？"他问。我脑中一片空白。

"你女儿叫什么名字？"我还是什么也想不起来。

他接着问："你爸爸叫什么名字？"

"尼克。"我答道。

这个男人就是罗德尼，他没有试图掩饰自己欣慰的泪水。我终于恢复意识了。

我花了五天时间才恢复记忆。我给那八名学员写了电子邮件，解释了癫痫是怎么回事，并为毁掉了他们的瑜伽体验而道歉。我仍然生活在恐惧中，不知道下一次发病会是什么时候。我知道，每一秒都可能是我这辈子的最后一刻。如果哪个月癫痫没发作，我就会庆祝。每天清晨，我都会早早起床，穿上瑜伽服，铺好瑜伽垫，做课程规划，设计串联动作。我爱上了瑜伽，也爱上了它带给我的全新视角。它让我重新认识了生活。

瑜伽体位串联：直面恐惧

人生中没有万无一失的安全通道。佩玛·丘卓教诲我们，不要逃避难以面对的情绪。如果我们能平静地与它共处，很快就会海阔天空。当恐惧让我动弹不得，想要逃离的时候，这句教诲提供了巨大的帮助。多年以来，我发现佛教冥想同样很有帮助。

具体做法如下：盘腿端坐，觉察到恐惧存在于你体内的哪个部位。关注你觉得僵硬的部位，平静地与它共处。僵硬的内核是愤怒，平静地与愤怒共处。深入愤怒的内核，你会感到悲伤。在悲伤这儿停留一会儿，直到它转变成脆弱。继续与浮现的情绪共处。你挖得越深，就会变得越仁慈。最初的恐惧会渐渐消散，变成真诚、仁慈、感恩和接纳当下。当你能停留在当下的时候，慈悲心就会自然而然地浮现，你就能看见天空真正的颜色。你能看见向日葵充满活力的艳黄，能看见女儿双眸的深蓝。慈悲心不会掩盖乌云、泪水或枯萎的向日葵。让美和悲伤同时触碰你的内心。这不是恐惧，而是爱。

艾扬格大师认为，后弯有助于我们直面死亡和未知的恐惧。这套串联动作的高潮是后弯，这要求练习者既无畏又脆弱。后弯能让你敞开心扉，变得积极主动。在练瑜伽时直面恐惧，在生活中才能奋勇向前。

艾扬格大师还说过，掌握后弯有助于控制恐惧。后弯能戳穿保护壳，破除幻象，让我们直面未知。这套动作旨在缓解恐惧导致的僵硬和抵触。这是一个循序渐进的过程。敞开你的心扉，拥抱美好的一天。伴着鸟儿的啁啾，感受拂面的清风，倾听美妙的旋律。握住你所爱之人的双手，将"世事无常"牢记心中。

婴儿式　臀部坐在脚后跟上，双脚大拇趾相碰，双膝分开。身体趴在双腿之间，前额和双臂着地，双臂努力向前伸展。这个体式能带给人安全感，因为所有的内脏都受到了保护。

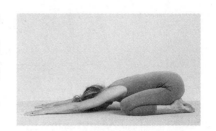

婴儿式

穿针式　双手双膝撑地，右臂从左臂下方滑过，右肩外侧和右脸贴地。左手指尖按压地面，控制身体扭转的程度。保持五次呼吸，然后换另一侧重复同样的动作。这个体式能拉伸背部肌肉，让你为接下来的后弯做好准备。身体俯卧，双手托头。让脊椎的位置固定下来。保持五次呼吸，然后左右轻轻摇摆身体。注意脊柱是怎样随着呼吸上下起伏的。

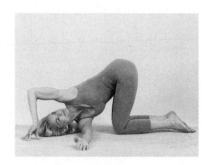

穿针式

保持俯卧，双腿绷直，远离骨盆。肘部弯曲，撑在地面上。双手组成杯状，托住下颌，过渡到看电视式（Niralambasana Variation）（a）。肘部向前滑动，打开肩膀。越过鼻尖，温柔地凝视地面上离你几英尺远的一个点。保持八次呼吸。这是若干种后弯体式中的第一种，腹部着地能够确保安全。你可以敞开心脏，而不会暴露其他脆弱的器官。

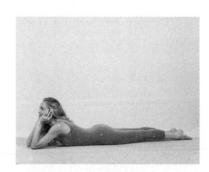

看电视式（a）

前臂撑地，双臂平行，肘部位于肩膀的正下方（上臂与地面垂直）。吸气的同时，手掌用力向下压，利用双臂抬起胸部，过渡到狮身人面式（Supported Salamba Bhujangasana）（b）。抬起下颌和胸部，将它们视为一个整体。双脚紧贴地面，双腿尽量伸展。这是所有后弯体式的基础，可以避免腰背拉伤或劳损。保持五次呼吸，然后身体落回地面。

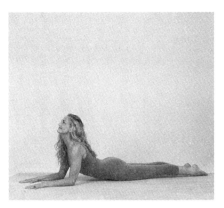

狮身人面式（b）

双手贴着胸部两侧向后滑动，手掌撑在地面上，抬起胸部，过渡到肘部弯曲的眼镜蛇式（c）。保持三次呼吸，然后身体落下。吸气，抬起胸部，同时慢慢伸直肘部，尽量不让背部绷紧（d）。保持三次呼吸，然后身体落下。

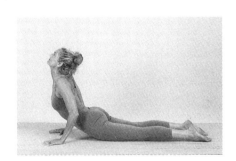

眼镜蛇式（c）

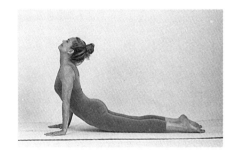

肘部伸直的眼镜蛇式（d）

双臂撑在身体两侧的地面上，掌心朝上。手背和脚尖撑地，抬起胸部。保持三次呼吸（e）。身体落下，保持几次呼吸，然后吸气，重复前面的动作。伸直双臂，向前举过头顶。手臂、头部、双腿同时抬起，离开地面，过渡到蝗虫式（Shalabhasana）（e，f）。保持五次呼吸。

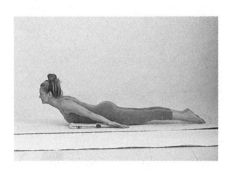

蝗虫式变体（e）

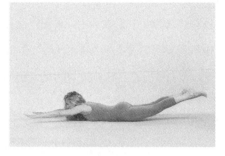

蝗虫式（f）

双臂撑在胸部两侧的地面上，双脚脚尖撑地。在伸直肘部的同时抬起胸部，让它在双臂之间穿过。双腿用力，离开地面，过渡到上犬式（g）。保持三次呼吸，然后身体落下，重复前面的动作。

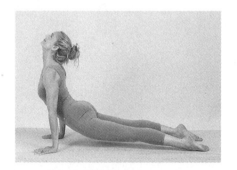

上犬式（g）

双膝撑地，努力站起来，双手抓住瑜伽垫的两侧，身体向后移动，过渡到下犬式（h）。这个动作能打开你的肩膀，为接下来的后弯做好准备。保持八次呼吸。

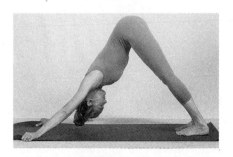

下犬式（h）

英雄坐 双脚分开，坐在双脚之间的地面或瑜伽砖上。十指交握，搁在脑后，头向后仰，用双手托住，胸部向上抬起，保持五次呼吸（a）。改变十指交握的方式，重复前面的动作。双手或前臂撑在身后的地面上，身体向后仰，拉伸大腿前部，打开肩部（b），为接下来的上轮式（Urdhva Dhanurasana）做好准备。如果可能的话，身体继续向后仰，直到躺在地面上，过渡到卧英雄式（Supta Virasana）（c），或者躺在瑜伽抱枕上（d）。保持五次呼吸，然后双手和膝盖撑地，身体抬起，过渡到下犬式。双脚轮流蹬地，拉伸小腿和腿筋，保持五次呼吸。走到瑜伽垫的前半部分。

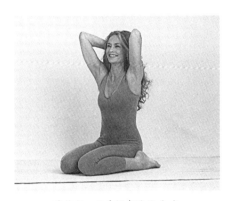

英雄坐，双手搁在脑后（a）

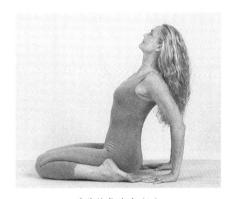

卧英雄式过渡（b）

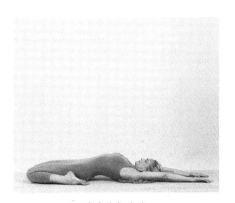

卧英雄式（c）

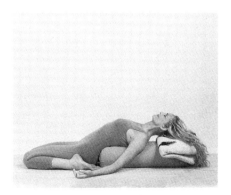

卧英雄式变体（d）

弯曲膝盖，大腿尽可能平行于地面，双臂向上向前伸展，过渡到**幻椅式**（a）。这能让你的双腿为上轮式做好准备，稳稳地撑住地面。保持三次呼吸。吸气，**山式站立**（b）。双手大拇指卡在腋窝里，感觉胸部和头部被胸口里一只无形的大手抬起，过渡到**站立后仰变体**（c）。双腿向后蹬的同时，双手沿着胸骨抬起，向后伸展，身体向后仰。双臂向左右两侧伸展，手掌朝上，胸部继续向上抬起，过渡到**站立后仰**（d）。每个阶段保持五次呼吸。吸气，弯曲膝盖，过渡到**幻椅式**（e），呼气，身体向前弯曲，双腿不要绷直。右脚后退一步，过渡到冲刺式，右膝跪地，双臂沿着耳朵向上伸展，身体向后仰，位于后腿的正上方，过渡到**新月式（Anjanasana）**（f）。右脚向前一步，过渡到**幻椅式**（g）。在另一侧重复同样的动作。这个体式是为后弯做准备，因为它能打开胸腔，舒展肩部，拉伸髋屈肌。最后，后退一步，以**下犬式**（h）结束。

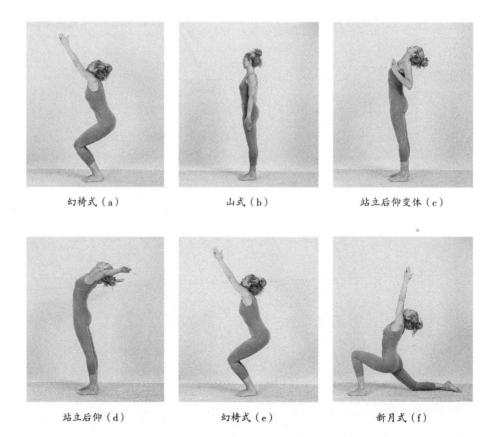

幻椅式（a）　　　　　　山式（b）　　　　　　站立后仰变体（c）

站立后仰（d）　　　　　　幻椅式（e）　　　　　　新月式（f）

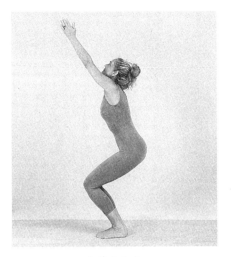

幻椅式（g）

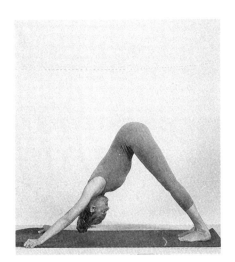

下犬式（h）

战士一式　从下犬式开始，右腿向前一步，踩在双手之间的地面上。右脚后跟蹬地，身体向上抬起，双臂沿着耳朵高举过头，胸部向上挺起，位于后腿的正上方。前腿膝盖弯曲九十度，保持三次呼吸。后退一步，回到下犬式，在另一侧重复同样的动作。战士一式要求我们保持双腿强健，脚后跟着地。两者都是过渡到上轮式的关键。这个体式还能打开胸腔，舒展肩部，为后弯做准备。从下犬式开始，向前一步，从幻椅式过渡到山式。

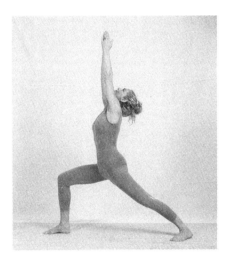

战士一式

舞王式 右膝弯曲，脚后跟贴近臀部，右手抓住右脚踝（a），将大腿向后拉。左臂向斜前方伸展，拇指和食指绕成一个圈。上半身向前倾斜，尽量与地面平行，继续抬高后腿（b）。在左侧重复同样的动作。这个体式能拉伸髋屈肌。回到山式，过渡到幻椅式，最后再回到下犬式。

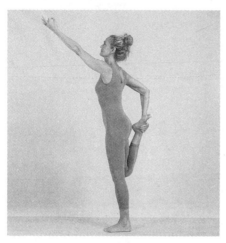

舞王式准备（a）

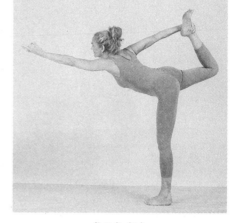

舞王式（b）

骆驼式（Ushtrasana） 跪在瑜伽垫或叠起的毯子上，抬起头部和胸部，身体向后仰。先将双手撑在髋部（a），再十指交握托在脑后（b），然后双手撑在大腿后侧（c）。如果有能力的话，尽量做完整的骆驼式，也就是双手撑在脚后跟或脚尖上（d）。每个变体保持三轮呼吸，然后把四种变体连起来做。盘腿端坐，臀部坐在双脚后面的地面上。然后仰面平躺，双臂搁在身体两侧。

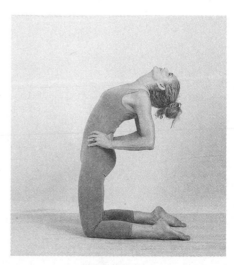

骆驼式准备（a）

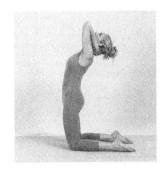

骆驼式准备（b）

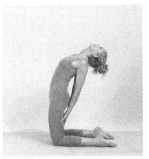

骆驼式准备（c）

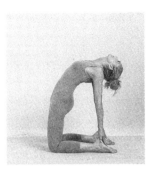

骆驼式（d）

鱼式　双腿伸直并拢，脚后跟向下压。肘部撑地，胸部抬起，头顶着地。保持三次呼吸，然后重复同样的动作。

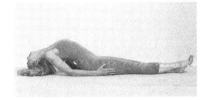

鱼式

上轮式（可选）　仰面平躺，膝盖弯曲，脚后跟贴近臀部。双手撑在头部两侧的地面上，肘部弯曲，手指指向肩膀（a）。吸气，抬起骨盆，离开地面，头顶着地，不要给头部和颈部施加太多的压力（b）。利用腿部力量抬起臀部，尽可能伸直双臂，过渡到上轮式（c）。这是最适合面对未知和恐惧的体式。保持五次呼吸，然后身体落下，仰面平躺，双腿伸直。

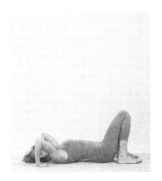

上轮式准备（a）

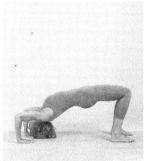

上轮式准备（b）

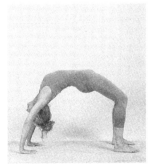

上轮式（c）

卧手抓脚趾腿伸展式（Supta Padangu-shthasana） 右脚伸直，向上抬起，在前脚掌绑一根瑜伽带。左腿绷直，紧贴地面，用力向下压。保持八次呼吸。换另一侧重复同样的动作。做完后弯体式之后，这个体式能让脊柱恢复中立，拉伸绷紧的腿筋。在过渡到其他类型的体式之前，恢复中立对保证脊椎的安全非常重要。

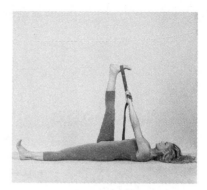

卧手抓脚趾腿伸展式

仰卧束角式（Supta Baddha Konasana） 双脚脚心合拢，膝盖向两侧分开，垫在叠起的毯子或瑜伽砖上，避免大腿内侧绷得太紧（a）。保持十次呼吸。保持脚心合拢，搁在平放的瑜伽砖或叠起的毯子上，保持八次呼吸（b）。大多数后弯体式都需要股骨内旋，这个体式能通过外旋让髋部恢复平衡。

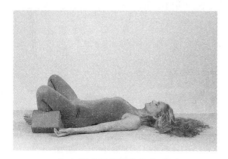

配合瑜伽砖的仰卧束角式（a）

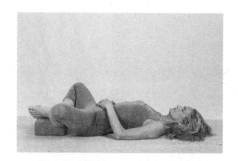

配合瑜伽砖的仰卧束角式变体（b）

挺尸式 仰面平躺，在膝盖下面垫一个瑜伽抱枕，颈部下面垫一条卷起的毯子。保持五分钟。

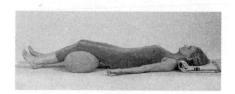

挺尸式

冥想 静静地向内探索，挖掘内心深处最坚硬的部分，直到你能看见无垠的蓝天。安静地端坐，感受当下，直到你能敞开心扉，展露真正的柔情。

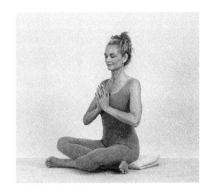

冥想

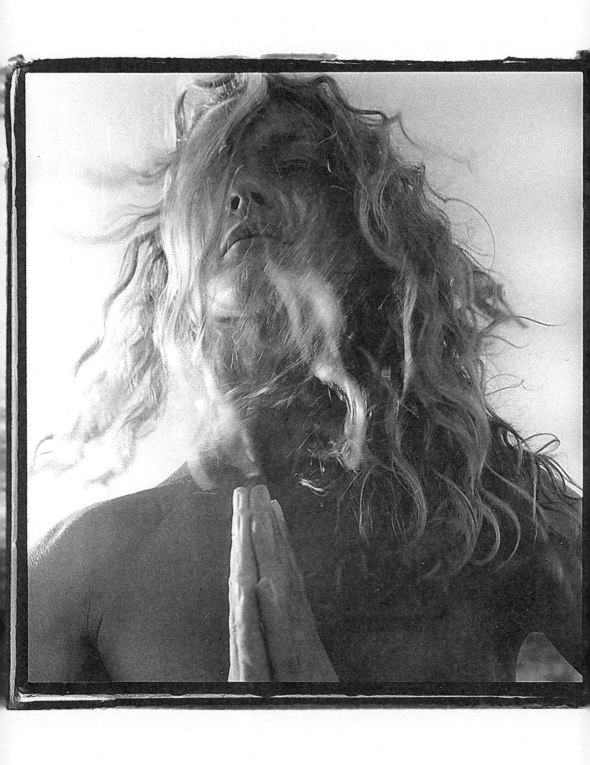

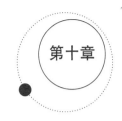

第十章

期待

幸福与接受的程度成正比，与期待的程度成反比。

——迈克尔·J.福克斯[①]

　　流产让我伤心欲绝。后来，我意识到，我最想要的就是做母亲。我迷上了生孩子的想法。我每天都要量体温，查排卵，看星座，找巫师，向圣母马利亚祷告，缠着罗宾做爱，尤其是当星星形成某个角度的时候。但我一直神经紧绷，连性爱也变得无趣了。测试有没有怀上也成了一种压力巨大的仪式。难怪我怀不上孩子了！我会锁上洗手间的门，紧张而兴奋地等待着。也许这次能成功！当减号出现时，我的心会猛地一沉。

　　做完背部手术一个星期后，我和罗宾飞去尼维斯度假。我们在那里度过了一段轻松美妙的时光。然后，我成功怀孕了！

　　回家后，我做了妊娠测试。我打心底里知道这回肯定会出现加号。我猜对了！我马上就爱上了怀孕的感觉。接下来的九个月里，我从未感觉自己如此性感，如此

　　[①] 迈克尔·J.福克斯（Michael J. Fox, 1961—　）加拿大-美国演员、作家、制作人、配音演员。曾主演《回到未来》（*Back to the Future*）三部曲，被诊断患有帕金森氏症后，成为积极推动帕金森氏症治疗的社会活动家。

魅力四射。做模特这些年来，我每次吃东西都要计算卡路里。现在，看着自己的腰围慢慢变大，肚皮越来越鼓，有一种得到解放的感觉。我怀孕期间接的最后一份工作是怀胎五个月的时候，Hugs签了我拍T恤广告。我们拍了一系列不同的海报，要展示在全美国的凯马特超市里。我拼命吸气收腹，但还是掩饰不了怀孕的事实——我肚子鼓鼓的，脸庞圆圆的，而且谢天谢地，我终于看得出胸了！

我一向对自己的照片很挑剔，只有一张我第一眼就爱上了，觉得越看越美。那是我怀孕七个半月的时候罗宾给我拍的。照片里的我赤裸上身，穿着毛边牛仔短裤，秀发肆意飘散，快乐地抛着媚眼，充满性感的味道。直到今天，我还把这张照片挂在办公室里。我生宝宝的时候体重一百七十磅（约一百五十斤），比我的正常体重足足多了四十五磅（约四十斤）。可我一点儿都不后悔。

怀孕后，我就像加入了一个特殊的"俱乐部"，我以前根本不知道还有这种东西存在。女人们开始朝我微笑，走过来和我搭话。她们会给我提建议，分享自己怀孕时的经验。我觉得其他女人开始喜欢我、接受我了，这是以前从来没有过的事。怀孕期间，我每天早上都会吐得天翻地覆，但心里高兴得不得了。怀孕十五周的时候，我还在做模特。一天早上，我醒来的时候感觉特别好，和往常完全不同。我赶紧打电话叫救护车，冲去医院，因为我觉得很不对劲，生怕出了什么事。一位护士向我展示了宝宝健康的心跳，向我保证一切都很好。

怀孕的九个月里，我的性欲出奇地高涨。我觉得自己就像个性感女神。就像我妈妈说的那样，性爱一直能给我带来愉悦。但那是我第一次体会到做女人的真滋味。

我从来不避讳和孩子(或其他人)谈论性。女儿蕾切尔十三岁的时候，我对她说："亲爱的，我们是不是得谈谈那个话题了？"她冲我翻了个白眼："妈妈！从我两岁开始，你就一直在跟我谈那个话题！"蕾切尔高三那年，我告诉她，手淫是缓解经前综合征的最佳方式。她把头埋在枕头里尖叫："竟然有妈妈鼓励女儿手淫的？"

我怀着蕾切尔的时候，幻想能在客厅里准备一个温暖的水池，旁边布置好蜡烛和香熏，再放上舒缓的音乐，来一次纯粹的自然分娩。由于我以前流过产，生育有一定的风险，医生还是建议我去医院生。因为实现不了自然分娩的愿望，我既失望又气恼，觉得自己很失败。

我下定决心，自己在医院分娩的过程要尽可能自然。我可以在医院生宝宝，但我发誓决不打麻药。我打算在床周围摆满鲜花和蜡烛，还精心挑选了分娩的背景音乐。我决定分娩时要手持特蕾莎修女诵过经的念珠，一边走动一边冥想，做到既冷静又坚忍。我连德怀特的魔鬼训练都熬过来了，我知道自己的忍耐力很强。再说了，生个孩子能有多难啊？

离预产期还有五天时，我躺在沙发上，（再一次）试图勾引罗宾。他轻轻按着我的肚皮，恳求宝宝快点出来。我起身去洗手间，感觉双腿之间有液体滴了下来。我在书里读到过"破水"，但那种感觉和书里写的一点儿也不像。我打电话给医生，他说我很可能是破水了，但接下来会是个漫长的夜晚，我应该好好待在家里。他告诉我，等宫缩变成五分钟一次再打电话给他。

没过多久，宫缩就开始了，又急促又剧烈。很快，宫缩就变成了三分钟一次。我打电话给医生，他说："马上去医院！"

我们跳上一辆出租车，我冲司机大喊："去西奈山医院！我要生孩子了！"那就像是电影里的场景。出租车飙得飞快，很可能创下了送人去医院的新纪录。我被护送进了检查室，医生给我做了全方位检测。他带来了一个坏消息，我得了胎粪吸入综合征。也就是说，宝宝在我的子宫里拉了屎。我分娩的时候必须躺下，免得受污染的羊水被婴儿吸进肺里，对他或她造成毒害。

因此，我不能在走廊里静静地走动和冥想，等待宝宝（我们选择不提前弄清性别）来到人世，而只能仰面平躺在床上生了。不停地有护士走进病房，准备给我打止疼药，但每次我都严词拒绝。她最后一次走进来的时候说，麻醉师准备去睡觉了，我再不打的话就打不了了，因为我的产道已经扩得很大了。我说："告诉他，睡个好觉。"

大约半小时后，我改变了主意。由于疼痛越来越强烈，我忍不住打电话给护士，说我要打止疼药。她告诉我，产道已经扩张到八厘米，而且麻醉师也睡下了。我简直吓坏了："什么！快让他滚起来！"她照办了。麻醉师抵达后，暴躁地让罗宾离开房间。他看见我背部手术留下的疤痕后，告诉我："抱歉，我不能给你做硬膜外注射，因为你最近刚做过手术。"

我撒了谎，说手术是十年前做的，疤一直都是那个样子。我不知道他相不相信我的话，但他最后还是给我打了止疼药。那简直是天赐的礼物！

1995 年 10 月 5 日上午九点零五分，我漂亮的小宝贝蕾切尔·夏安来到了人间。我怀里多了一个八磅六盎司半（约七斤六两）的胖宝宝。我第一次感受到了无私的母爱。

∧－∧

产生期待再感到失望，这不是做母亲的良好开端，也不是做任何事的良好开端。脑子里先有个规划是好事，但你的计划必须足够灵活，能随时改变前进方向。我的导师乔安·哈利法克斯禅师会让学生们做下面这个练习："写下你能想出的最恐怖的死法，再写下你能想出的最理想的死法。然后，把这两张纸都撕掉，因为你的死法不会是其中任何一种。"

当你执着于结果时，往往会招致失望。我很喜欢《瑜伽经》的 1.12 "abhyasa-vairagyabhyam tan-nirodhah"。我对这句话的理解是：不断练习，但不执着于得到的结果。这种不带任何期望的练习能锻炼头脑，让它关注当下。即使我们每天都拉伸髋关节，连续练上很多年，双腿可能还是无法弯到脑后。我们能够在日常练习中找到平静，不为没能掌握某个体式而失望吗？

在生活中，期待会引起"跷跷板效应"。这个跷跷板一头是满足，另一头是失望。我们大多数人都有一份清单，上面写着："当我有了完美的伴侣、事业、家庭……我就会幸福。"具有讽刺意味的是，得到清单上列出的东西后，我们往往会感到失望。这就像我小时候圣诞节早上发生的事。我原本觉得，如果能得到一个简易烤箱，我就会是世界上最幸福的女孩。圣诞节早上，我得到了烤箱，然后激动了大半天。但很快，我就需要别的东西才能开心了。

起初，我对分娩抱着很大的期待。当事情没有像我想的那样发展时，我感到特别失望。我们每天都会有小小的愿望。即使是鸡毛蒜皮的小事，也会让我们变得脾气暴躁，怒火冲天。比方说，你希望能买到熟透的牛油果，却发现集市上卖的全是生的。

如果你会指望未来的某件事，你就没有真正活在当下。期待会让你变得目光短浅，看不到更广阔的世界。喜悦只存在于当下，关键就在于专注。请注意"期待"会在什么时候让你脱离现实，变得不快乐。

蕾切尔出生之前，我还期待着尽快恢复工作。我希望工作生活两不误，那时我根本不懂生孩子究竟意味着什么。我拼命节食和健身，恢复了四码的身材。生下蕾切尔后一个半月（生孩子终于让我有了胸），我就接了一份为期五天的泳装拍摄工作，飞去了加利福尼亚。离开家之前，我挤了大概几百袋母乳，留给罗宾喂蕾切尔。

从踏上飞机的那一刻起，我就觉得苦不堪言。拍摄过程中，我花了很多时间挤奶和倒奶，那就像是把液体黄金冲下马桶。如果这就是所谓的"工作生活两不误"，我宁愿不要。抵达机场准备飞回家的时候，我已经接近歇斯底里了。这时，广播里突然说，由于纽约天气状况不佳，我乘坐的航班被取消了。我整个人顿时崩溃了！我全身颤抖，不停抽泣。有人过来问我发生了什么事。我哭喊着："我要给宝宝喂奶！"

他们肯定觉得我是个疯子。我打电话给模特经纪公司，虽说他们当时已经下班了。我冲着自动答录机尖叫："我是CK1！（CK1是我在公司的代号。）记下来，CK1以后不出差了！你听到了吗？我再也不出差了！"我就像疯了似的。我的乳房需要宝宝的小嘴，而不是什么愚蠢的泳衣。

我回到了纽约，回到了家人身边。我信守了自己的诺言。到蕾切尔上幼儿园之前，我只接一天以内的模特工作。她出生之前，我一年能赚四十万美元，她出生之后，我头一年只赚了一万两千美元。我以前存下了一些钱，所以勉强还能过活，只是日子有点紧巴巴的。我"拼命三郎"式的工作理念跟"想陪宝宝"的母性本能发生了冲突。不切实际的期待已经把我逼到了墙角，我不得不努力将自己解救出来。

瑜伽体位串联：抛开预设

你听父母说过多少次"我希望你做得更好"？光是写下这句话，我肩颈部的肌肉就紧张起来了。

这套动作关注的是抛开预设，无论是你对自己的预设，还是别人对你的预设。它关注的是缓解肩部、头部、颈部的僵硬，这些部位是我们承受压力的地方。这套动作从放松肩膀的摆臂动作开始。尽管其中不全是标准的瑜伽体式，但包含了许多体式的分解动作，能拉伸僵硬粘连的肌肉，特别是上身的肌肉。

瑜伽垫就像一个小小的实验室。练瑜伽的时候，我们可以探索自己对其他事物的反应。练习体式时，我们会感到挫折，对自己身体的力量感到失望。我们学着全神贯注，关注自己的期待。"向内探索"和"不执着"能让你抛开预设，找到内心的平静。

每天都请注意，肩颈是在什么时间、什么地点变僵硬的。练瑜伽能通过缓解肩颈的酸痛，让我们敞开心扉，接受现实，消除残留的预设。

每节瑜伽课开始前，我都会让学生双手合十，将下面的练习献给其他人。这个人可以是你喜欢的，也可以是你讨厌的。我从来不要求学生保证"练习时我会专注于呼吸"或"如果我累了，绝不会用婴儿式休息"或"我今天一定要把腿弯到脑后"。这些预设会让你觉得，自己还没开始练，就已经失败了。你只需要不带任何预设地将这次练习献给别人。

上下摆臂　吸气，双臂向上伸展，抬起头部和胸部（a）。呼气，弯曲膝盖，双臂沿着身体向下摆动（b），然后伸直双腿，抬起头部，双臂沿着耳朵向上摆动（c）。呼气的同时弯曲膝盖，身体微微前倾（d）。交替做这两个动作，一边摆动双臂一边想着"放下"。速度从慢到快，再从快到慢。保持一分钟。

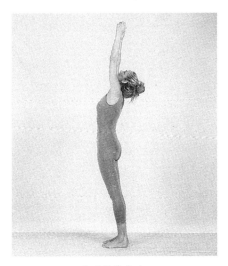

上下摆臂（a）

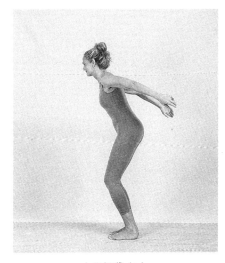

上下摆臂（b）

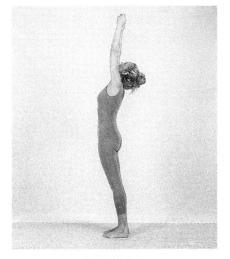

上下摆臂（c）

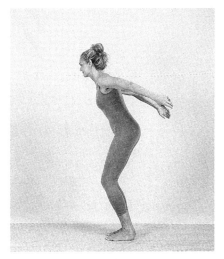

上下摆臂（d）

左右摆臂　双臂侧平举，上半身向左右转动，双臂随着身体自由摆动，双手拍击身体。保持一分钟。

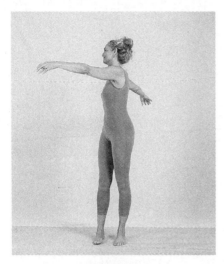

左右摆臂（a）

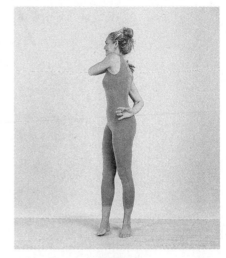

左右摆臂（b）

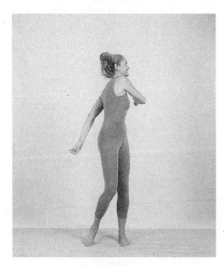

左右摆臂（c）

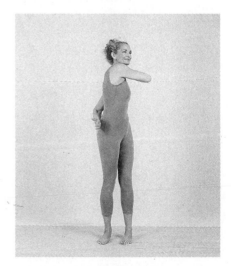

左右摆臂（d）

拥抱身体　双臂朝左右两侧张开（a），在呼气的同时交叉搭在肩上，拥抱自己的身体，左臂在上（b）。重复五次，然后换成右臂在上。

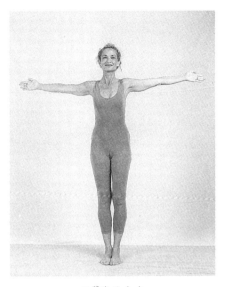

双臂张开（a）

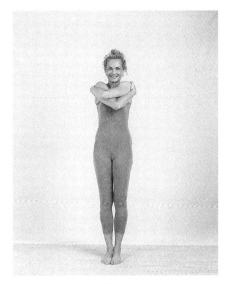

拥抱（b）

双臂呈鸟王式　左肘部架在右臂弯成的L形上，双手手背相对。如果能做到的话，尽量双手合十，或者右手紧握左手腕。低头，下颌尽量靠近胸部，背部微微向前弯曲，然后抬起胸部和下颌。交换手臂，每一侧重复三次。

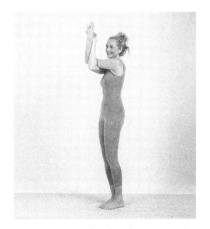

双臂呈鸟王式

侧弯　吸气的同时双臂高举过头，右手抓住左手腕，身体向右弯曲，抬起头部和胸部，身体微微**后仰**（a）。呼气的同时身体向右弯曲，耳朵和上臂连成直线（b）。然后低头，下颌尽量靠近胸部（c）。拉伸左侧身体，保持几次呼吸，然后回到**侧弯**（d）。保持几次呼吸，然后吸气，回到直立。在另一侧重复同样的动作，最后回到山式站立。

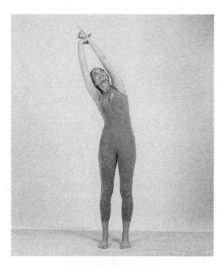

侧弯，微微后仰（a）

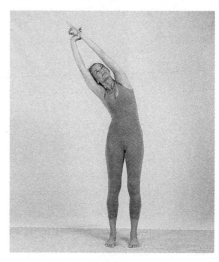

侧弯（b）

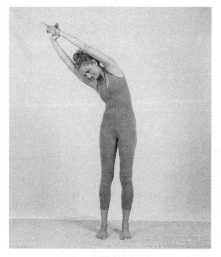

侧弯，微微前曲（c）

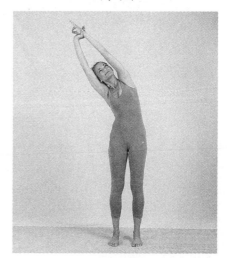

后仰，微微侧弯（d）

吸气，举起双臂，向斜上方伸展，过渡到**幻椅式**（a）。呼气，双腿伸直，身体向前弯曲，过渡到**站立前曲变体**（b），双手在背后伸展。十指交握，双臂尽可能远离背部，头部悬空。保持两次呼吸，然后吸气，膝盖深度弯曲，双臂沿着耳朵向斜上方伸展，过渡到幻椅式。呼气，身体再次向前弯曲，改变十指交握的方式。重复四次（每次改变十指交握的方式后重复两次）。以**山式**（c）结束。

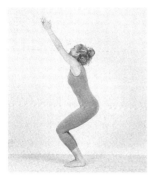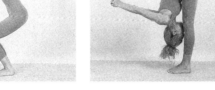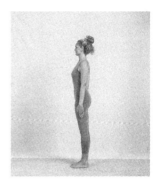

幻椅式（a）　　　　　　站立前曲变体（b）　　　　　　山式（c）

　　蝗虫式变体　身体俯卧，前额着地，双臂向前伸展，指尖搁在平放的瑜伽砖上。保持十次呼吸。如果能做到的话，把瑜伽砖立起来，再保持十次呼吸。臀部向后移动，坐在脚后跟上。

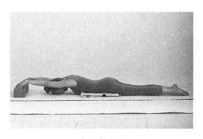

蝗虫式变体

　　配合瑜伽砖的分膝婴儿式　双膝分开，双脚大拇趾相互接触，拉伸上半身，双臂向前伸展，双手握住一块瑜伽砖（a）。肘部先尽量向前伸展，然后弯曲，瑜伽砖向后摆动，搁在肩胛骨上（b）。重复九次，然后十指交握搁

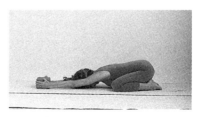

分膝婴儿式，配合瑜伽砖（a）

在背后，吸气，抬起臀部，头顶着地。背部拱起，过渡到**兔式**（Shashasana）（c）。改变十指交握的方式，重复上述动作。呼气，臀部坐回脚后跟上，双手抓住双脚，然后抬起臀部，头顶着地（d）。重复一次。呼气，回到分膝婴儿式，下颌搁在瑜伽砖上（e），双手尽可能向前伸展。

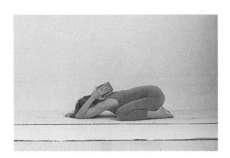

分膝婴儿式，瑜伽砖搁在肩上（b）

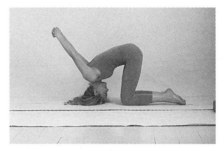

兔式（c）

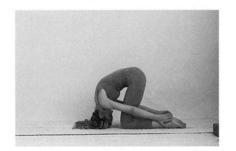

兔式，双手抓住双脚（d）

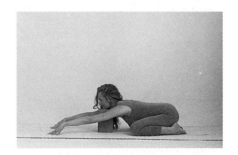

分膝婴儿式，下颌搁在瑜伽砖上（e）

屈膝下犬式　踮起脚尖，抬起臀部，过渡到下犬式，膝盖微微弯曲，保持五次呼吸。右脚向前一步，左脚也向前一步，踩在双手之间的地面上，以山式站立。

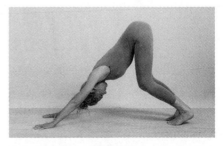

屈膝下犬式

加强侧伸展式（Parshvottanasana）准备 双手合十搁在背后，或者双肘交握搁在背后（a）。左脚向后一步，左脚后跟着地，然后抬起胸部，位于后腿的正上方，打开身体的正面，过渡到加强侧伸展式准备（b）。身体回到中立位置，双脚并拢。保持双手合十搁在背后，或者双肘交握搁在背后，但改变搁在上方的手臂。右脚向后一大步，右脚后跟紧贴地面，抬起胸部，身体向后仰。每一侧保持五次呼吸，然后退回山式，松开双臂。

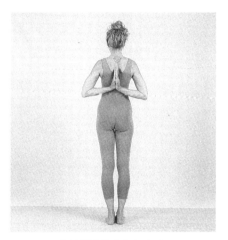

加强侧伸展式准备（a）

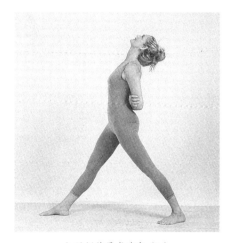

加强侧伸展式准备（b）

鸟王式 弯曲膝盖，右大腿架在左大腿上面，如果能做到的话，尽量把右脚绕到左小腿后面。左肘部架在右臂弯成的L形上，双手手背相对，然后双手合十，或者右手抓住左手腕。进一步弯曲膝盖，抬起双肘，凝视手腕前方。保持五次呼吸，然后在另一侧重复同样的动作。最后回到山式。

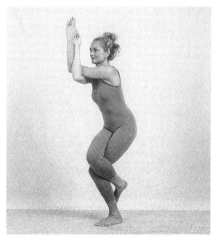

鸟王式

展臂式　吸气，双臂向上伸展，然后呼气，身体向前弯曲。吸气，左脚向后一步，然后呼气，右脚向后一步，过渡到下犬式。双膝跪地，左膝在右膝后面。分开左右小腿，坐在双脚之间的地面上。

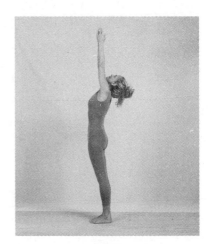

展臂式

牛面式（Gomukhasana）　左臂向上伸展，肘部弯曲，左手尽可能伸向肩胛骨之间，掌心朝内。右臂内旋，肘部弯曲，搁在背后，尽可能从下往上伸展，掌心朝外。十指相扣（或者双手拉住一根瑜伽带），身体前倾。保持五次呼吸，然后交换双臂和双腿的位置，在另一侧重复同样的动作。双腿伸直，手杖式端坐。

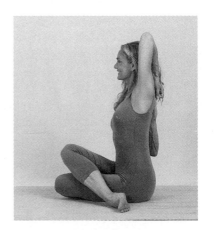

牛面式

反台式变体　手掌撑在身后的地面上，指尖朝向臀部，身体尽可能向前移动，肘部向后弯曲，低头，下颌抵在胸前。保持五次呼吸，然后身体移回原位，重新坐直。

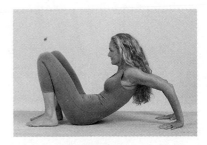

肩部伸展

反台式　双膝弯曲，身体和大腿抬起，与地面平行，脚后跟位于膝盖的正下方，双手位于肩膀的正下方，头部挺直或垂下。抬起、落下三次，每次保持两次呼吸。

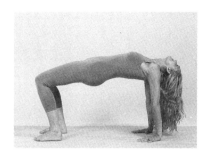

反台式

简易坐加侧弯　盘腿端坐，右腿在左腿前方，指尖撑在身体两侧。右耳向着右肩倾斜，右手指尖向右移动，左臂向右上方伸展。扭头凝视左臂下方，同时身体微微向后仰。保持五次呼吸。吸气，恢复直立，然后交换双臂和双腿的位置，在另一侧重复同样的动作。

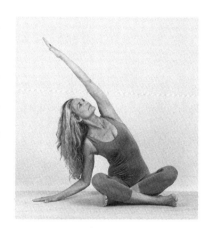

简易坐加侧弯

简易坐加扭转　盘腿端坐，右腿在左腿前方，左手抱右膝，右手撑在身后，上半身向右转。保持五次呼吸，然后交换双臂和双腿的位置，在左侧重复同样的动作。

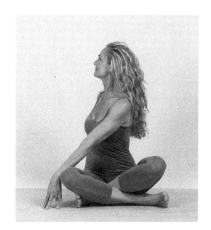

简易坐加扭转

桥式　仰面平躺，膝盖弯曲，双脚着地，向两侧分开，与臀部同宽。双脚尽可能贴近臀部。吸气，臀部抬起，十指交握，放在躯干下方，左右肩胛骨都随脊椎移动。双肩紧贴地面，保持五次呼吸。呼气，身体落下。改变十指交握的方式，抬起身体，再保持五次呼吸。最后，身体落回地面。

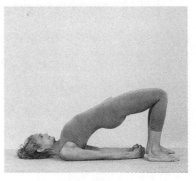

桥式

犁式　肩部下方垫两三条叠起的毯子，头部搁在瑜伽垫上。颈部不应接触毯子或瑜伽垫。向后摆动双腿，直到高过头顶，脚趾蹬在地面（a）、瑜伽抱枕（b）或椅子（c）上，这有助于你放松颈部，自由呼吸。保持十次呼吸。慢慢退出犁式，头部保持后仰，这样双腿和上半身触地时就不会扭伤颈部。身体慢慢滑下毯子，仰面平躺，双手放在腹部。观察五轮呼吸。

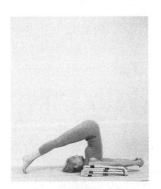

犁式（a）

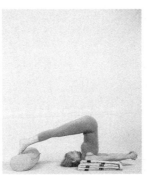

配合瑜伽抱枕的犁式（b）

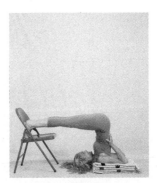

配合椅子的犁式变体（c）

挺尸式　在颈部下面垫一条毯子，使下颌低于前额。在膝盖下面垫一个抱枕，保持五分钟。

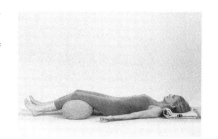

挺尸式

冥想　盘腿端坐，头部悬在双腿的正上方，挺胸抬头。观察自己的呼吸，尤其关注心神不宁时的呼吸。面带微笑，继续观察呼吸。保持三分钟。

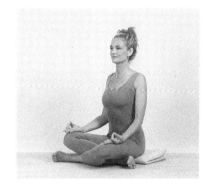

冥想

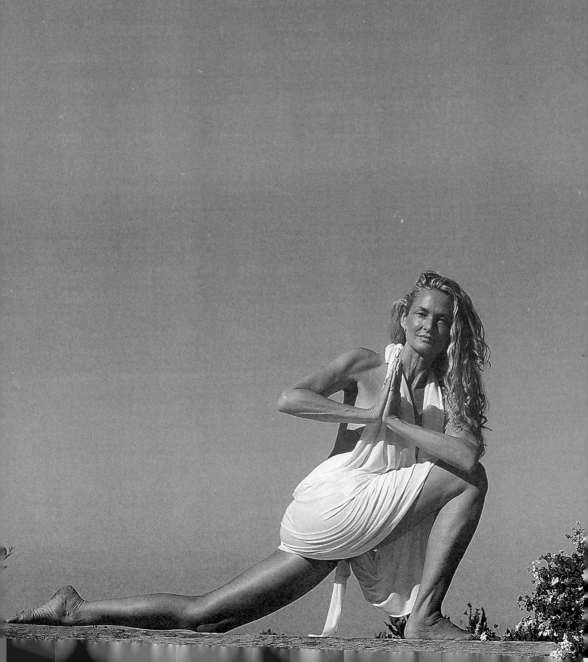

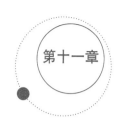

第十一章

真实

来这玫瑰绽放之处。

让灵魂与世界相遇。

——鲁米《空》

　　我在曼哈顿东村一幢破败的建筑物里，爬过四层满是猫尿味的楼梯后，走进了一家以紫色为主色调的瑜伽馆。教室里弥漫着印度精油的气味，回荡着陌生语言的诵经声，不但热闹无比，而且色彩斑斓。这里挤满了穿着短裤背心、身上有刺青的家伙，感觉就像个秘密俱乐部，似乎有特别的事正在发生。我很想成为其中的一分子！那儿的更衣室没有门，只挂了一条橙色的纱丽当门帘。我在小小的更衣室里换上了瑜伽服，在地板上找了个位置铺好瑜伽垫。过去的几年里，我时不时会上一两节瑜伽课。但这一回，我即将迈进一个新阶段。

　　那是我第一次拜访"吉瓦穆克提"。我是从朋友那里听说这家瑜伽馆的。它的创始人是莎朗·甘农和大卫·赖夫夫妇。他们曾经是前卫艺术家，搬到纽约后发现了瑜伽，后来前往印度深入钻研，1984 年回国后创办了自己的瑜伽馆。"吉瓦穆克提"指的是开悟后帮助别人的人，所以他们给瑜伽馆取的这个名字很贴切。教室前方的神龛上摆着很多相框，里面是莎朗和大卫的古鲁、导师和启迪者。看到鲍勃·迪伦的照片时，我就知道自己来对地方了。

美丽飘逸的莎朗·甘农裹着印度披肩，坐在教室的正前方，唱起了"Lokah samastah sukhino bhavantu"。这是一段梵语经文，意思是"愿众生获得幸福，得到解脱"。她补充翻译道："愿我的思想言行能促成众生获得幸福，得到解脱。"

她一边摇晃着身体，一边弹起了小风琴，梵唱似乎让她灵魂出窍了。她唱一句梵文，全班就跟着唱一句。这种做法称为 Kirtan，意思是"呼唤和回应"。我一直觉得自己五音不全，刚开始特别胆怯，不敢大声跟着唱。但随着屋里的气氛越来越高涨，我发现自己的声音越来越大了。令人惊讶的是，竟然没有人把目光投向我这个五音不全、大声唱诵的新生。梵唱结束后，屋里一片寂静。然后，莎朗开始讲经（一种灵修课程）。她提到了人类社会对动物有多么残忍。她还提到，作为和人类一样的生灵，动物也应该得到幸福和解脱。她以动物为例，阐述了瑜伽的"不杀生"原则。

接下来，课程正式开始了。娇小甜美的莎朗也许还不足九十磅（约合八十斤），但她"折磨"起我们来却是一点儿也不手软。不到十分钟，我们就做了大概有一百次拜日式。我浑身上下汗流如注，还差点被自己的汗水害得滑倒。就在我快要失去动力的时候，音乐响起了。我简直不敢相信，那是鲍勃·迪伦的《敲响天堂之门》（*Knockin' on Heaven's Door*）！在我看来，拿它做瑜伽音乐简直是太新奇了。

课上，大卫·赖夫亲自给我矫正了动作。他看上去像是摇滚明星和印度苦行僧的混合体。他用经验丰富的双手协助我过渡到深度扭转体式，我对他非常信任。走出教室的时候，我全身都湿透了。但在离开之前，我买了一件印着吉瓦穆克提大蛇标志的 T 恤。我彻底被它吸引住了。

∧ – ∧

莎朗和大卫将自己从古鲁那里学到的东西统统传授给了学生们。他们曾跟随保持静默十二载的瑜伽大师尼尔玛拉南达大师（Swami Nirmalananda）学习，从他身上学到了慈悲和奉献的真谛。莎朗和大卫还曾师从阿斯汤加瑜伽体系的鼻祖和推广者帕塔比·乔伊斯。

他们夫妇俩都对社会、政治和文化的变迁充满兴趣。他们会将瑜伽放在社会大背景下讨论，让学生们觉得自己能够有所作为。吉瓦穆克提瑜伽馆开设了体位法和冥想课程，还有瑜伽经典和梵唱课程。他们教的体位法极为严谨，会让人汗如雨下，目的是洁净身体。吉瓦穆克提的课程融合了串联动作、梵唱、摇滚音乐、灵修教学和冥想。吉瓦穆克提瑜伽认为，学生如果想得到真正的喜乐，就必须以让众生获得幸福为己任。大卫和莎朗鼓励学生成为素食主义者，因为茹素能减少对地球和其他生灵的伤害。

每节课都是从讲经开始的，莎朗、大卫或当堂课的讲师会阐述当月的重点话题。我对他们讲的内容感同身受，尽管有时我的信仰会受到挑战，有时我甚至会火冒三丈。我很难接受一只老鼠和一个孩子的生命同样重要，但他们讲的内容确实让我想了很多。莎朗和大卫告诉我们，瑜伽适合每个人。瑜伽不是一种宗教，但它能增强你的宗教信仰。

我学到了很多东西，觉得很有收获。模特工作总使我感到沮丧，因为它不能让人变得更有智慧。模特年纪越大，就越不值钱。在吉瓦穆克提，我不用为自己的年龄说谎，因为没有人问起，也没有人关心。我只需要按时上课，认真阅读，就能学到东西，有所进步。

我还参加了每个星期三晚上的诵经大会。莎朗、大卫或嘉宾会带领大家"呼唤和回应"，整个过程会持续好几个小时。最后，大家都会变得欣喜若狂。有时候，我会穿上纱丽，手持经过诵经开光的坚果或果干（我终于成了一直想当的祭坛侍者）。

我发现，瑜伽和天主教会有不少共同点。比如，它们都包含熏香、蜡烛、祭坛、音乐和讲经。这让我觉得非常舒服自在。我一直很欣赏印度人的审美，喜欢那些鲜艳的色彩、世俗的造型，甚至是流苏的细节、枕头上的小铃铛，还有所有镀金的东西。我现在的瑜伽馆里就有贴着金箔的天花板、五彩斑斓的墙壁和华丽炫目的灯光。

吉瓦穆克提的教学方式很适合我。它给我提供了祈祷带来的虔诚心、跑步带来的内啡肽、吸毒带来的神游状态，还有一群志同道合的伙伴。瑜伽给我指明了方向，让我不用受毒品的侵蚀，就能洞察万事万物。随着越来越多地参与吉瓦穆克提的活动，我的身份逐渐从模特变成了瑜伽行者。我开始深入思考经典的瑜伽哲学问题：

我是谁？我是我的身体吗？我是我的情绪吗？我是独自一人，还是群体的一分子？

我一辈子都在逃避，现在是时候停下来了。我需要正视自己一直在逃避的东西。思考这个问题的时候，我想起了阿瑟·米勒①的剧作《堕落之后》（*After the Fall*）里我最喜欢的段落：“我梦见我有个孩子。即使是在梦里，我也视他为生命。他生来就是痴呆，所以我逃走了。但他总会爬上我的膝盖，抓住我的衣襟。后来，我想，那副躯体里的东西毕竟是我的骨血，如果我能吻他一下，或许就能好好睡一会儿了。我冲着他扭曲的小脸俯下身去，他的样子实在是太可怕了……但我还是吻了他。我觉得，人必须在怀抱中结束生命。”

我开始接受自己真实的样子，而不是其他人想要我成为的样子，或是博得别人认可所需要的样子。作为女儿，我总想变得完美，让妈妈不再悲伤。作为模特，我总想变成艺术总监希望我在拍摄时表现出的样子。作为女人，我总想变成罗宾喜欢的样子。我觉得，只要我努力健身，努力学习，努力打扮，努力赚钱，变得温柔体贴，能够出口成章，周围的人就会得到幸福。然后，我也会得到幸福。

这种情况在女人身上并不少见。当我们只对自己负责，不再努力变成别人想要的样子时，一切就会发生翻天覆地的变化。不但我们内心的挣扎会变少，别人也会觉得我们很真实，这种真实是由内而外的。反过来，这也会激励别人活出真我。

因此，瑜伽也会对人际交往造成巨大的影响。当你看问题的角度发生变化时，做出的反应也会发生相应的变化。人际交往中有一条不成文的规定，那就是我们得扮演被分配到的角色。我说了某句话，就像按下了某个按钮，你就得做出预料之中的反应。当我们觉察到这种习惯反应时，游戏规则就会彻底改变。正如艾扬格大师常说的：“如果你不想改变人生，就不要来练瑜伽。”

---

① 阿瑟·米勒（Arthur Miller, 1915—2005），美国著名剧作家，代表作有《萨勒姆的女巫》（*The Crucible*）、《推销员之死》（*Death of a Salesman*）等。

∧ – ∧

1996 年，我拿起了吉瓦穆克提的"八百小时教师培训项目"申请表。我足足花了六个月才填完这张表。我一拖再拖，因为我知道这会影响我的人生，不知道自己是不是做好了准备。我知道，这是一个非常严肃的承诺，我需要投入的不仅仅是时间。莎朗和大卫对学生们有很多的期许。大卫说，大多数瑜伽教练在生活中并没有遵循自己的教诲，比如，他们会为了避免冲突而对自己的另一半撒谎。

莎朗常常对我们说："你怎么对待别人，别人就会怎么对待你。别人怎么对待你，你就会怎么看待自己。你怎么看待自己，就会变成什么样的人。"

大卫和莎朗一直很尊重分享经验教训的老师，也鼓励我们拓宽自己的专业领域。在培训过程中，我们得上一个月的帕塔比·乔伊斯瑜伽（严格的阿斯汤加瑜伽）课，这就意味着每天两小时，每个星期六天，足足持续四个星期。我们还得上一个月的艾扬格瑜伽（一种更舒缓但更专注的瑜伽）课。

教师培训要求我们活在瑜伽里，通过瑜伽呼吸。我通过佛经、《薄伽梵歌》《奥义书》和《哈达瑜伽之光》（*Hatha Yoga Pradipika*）了解了瑜伽的历史和深邃的内涵。我们还学习了基础的梵文。我们每个人都拿着小本子拼命记笔记。在浩瀚无垠的瑜伽传承、哲学和实践中，我们学到的不过是一些皮毛。但是，我为此投入了全部精力。

我们还学习了洁净法（Kriyas）。这是一种洁净身体的方式，包括用力呼气和吸气、用粗糙的刷子刷洗皮肤、用水壶灌洗鼻腔，还有一些更极端的做法，比如把纱布塞进喉咙里催吐，以及其他净化肠道的技巧。我那几天癫痫发作，没有办法参与，但后来陆陆续续练过一些。这些方式有助于去除杂质，揭示真我。

有一天，我拜访了莎朗和大卫的办公室。诺荷区的拉斐特街上有一家全新的吉瓦穆克提瑜伽馆，他们的办公室就在那里。莎朗和大卫热情地迎我进门，就像一直在等我似的。他们对视了一眼，仿佛早已知悉我的来意。我结结巴巴地告诉他们，我做不了瑜伽教练，但我会继续接受培训，努力修行。接下来，我开始解释为什么自己永远也做不了瑜伽教练。

我说："首先，我很害羞，不擅长在一群人面前说话。其次，我五音不全，不能带着学生们唱诵梵文。再次，我有阅读障碍，不会做镜像动作（你面对一屋子的学生，展示自己描述的某个体式时，必须做左右相反的'镜像动作'，好让学生们跟着做）。最后，我有癫痫，如果在上课的时候发病，会给学生造成心理创伤。而且，我也会觉得很尴尬。"

我解释的时候，他们一直耐心地听着。最后，他们点了点头，说："好的，这些正是你应该成为瑜伽教练的理由。如果连五音不全的你都能站在学生面前高声唱诵，那该是多么鼓舞人心啊！"他们告诉我，当我们直面自己的恐惧时，能够带给别人勇气，促使他们直面内心的恐惧。接下来，他们一直在解释为什么我应该成为瑜伽教练。尽管他们嘴里这么说，但看上去似乎已经接受了我那不太优雅的"辞呈"。所以，我离开时感觉松了一口气。

那天下午三点，我的手机响了。电话是莎朗打来的。"科琳，你教今晚六点一刻的瑜伽课。"她说，"就这么定了，我也会去听课的。"

我惊慌失措。六点一刻是每天最繁忙的时段，不少纽约名流都会来上这节课。当然，他们都期待莎朗教课，但见到的却会是——我。唉！直到今天，我还记得我在课上教的动作。大卫和莎朗直接把我这只"旱鸭子"扔进了深水区，因为他们知道，只有打个措手不及，才可能把我逼上讲台。

当天晚上的教学让我体会到了一种全新的兴奋感。下课后，我的身体因为肾上腺素狂飙和突然放松而颤抖不已。我对莎朗和大卫的感觉从气愤变成了感激。他们是对的！我直面内心的恐惧，成功教了一堂课！

在培训过程中，莎朗和大卫常常邀请外面的老师给我们开研修班。1998 年，罗德尼·伊成了客座教师，教的还是必修课。那天，我一搞定模特工作就急急忙忙冲了过去，但还是迟到了一会儿，教室里只剩第一排还有位置空着了。罗德尼的指导既精妙又富于诗意，大家都学得很开心。但尽管如此，他的某些特质还是让我觉得无法跟他共处一室。那纯粹是一种生理反应。我人生中第一次在课上到一半的时候起身离开。我直接去找了大卫和莎朗。"很抱歉，但我没法和那个男人待在同一个房间里。如果我因为旷课被判不及格，我可以接受。"他们没有判我不及格。几年后，我才弄清自己当时的反应是怎么回事。

培训结束后，我们班上的二十多名学员都顺利结业，成为经过吉瓦穆克提认证的瑜伽教练。结业典礼美妙极了。我至今还保留着大卫和莎朗递给我结业证书的照片，它就搁在我家里瑜伽室的祭坛上。对我来说，那是个无比珍贵的时刻。我从来没有为一件事这么拼命过，也从来没有觉得自己做的事如此重要。

莎朗和大卫请我教每个星期三上午八点的瑜伽课。我感到无比荣幸，立刻就开心地接受了。那个时候，蕾切尔已经上幼儿园了，我也恢复了模特身份。我的职业道路走得很顺，经纪公司会根据瑜伽排课表给我安排工作。我走马上任的第一天，有八个学生来上课。头天晚上我熬了个通宵，反复演练我在课上要说的话，累得筋疲力尽。课上到一半的时候，我撞上了教室中间的柱子，把额头磕出了血。但我只是随手抓了几张纸巾按在伤口上。我尽可能保持冷静，让学生们做婴儿式、下犬式和其他我能想到的头朝下的体式，免得他们抬头看见我。下课后，我冲去医院，缝了好几针。

那段时间，我试着在母亲、教练、模特、妻子这几个身份之间寻找平衡。我有生以来第一次觉得发出了自己的声音。结果，我把所有精力都投入了瑜伽教学。

我很喜欢教瑜伽，考虑在城外开一家自己的瑜伽馆。我和罗宾大部分时间都待在谢尔特艾兰，但要说做生意还是汉普顿更合适。我认识吉瓦穆克提的一位瑜伽教练杰西卡·贝罗法托。她比我早一年毕业，在汉普顿教课。我非常喜欢她，也很爱她的教学风格。"你想和我一起开瑜伽馆吗？"我问。

"当然啦！"她说。

于是，我和杰西卡各取了一千五百美元。我们决定给瑜伽馆取名"香提瑜伽"。"香提"（Shanti）的意思是"平和""宁静""幸福"。店名标志是一位艺术家给我们设计的。我们在萨格港靠近穆尔夫后街酒馆的地方租了一间小公寓。萨格港位于汉普顿和谢尔特艾兰之间，是一个平静而朴实的小镇。这家瑜伽馆能容纳二十二张瑜伽垫，每张相隔两英寸。1999 年 10 月 4 日，蕾切尔四岁生日的前一天，我们兴高采烈地把"香提瑜伽"的招牌挂起了起来。

尽管当时有不少人在汉普顿教瑜伽课，但那里还没有正规的瑜伽馆。凭着学生们的口口相传，我们的瑜伽馆在一年半的时间里迅速扩张，很快就搬到了主街上的风筝店背后。我们非常开心，因为现在屋里能容纳三十五张瑜伽垫了，比之前多了十三张！我们在那里待了好几年，然后搬到了更大的地方，那是一个能容纳四十五张瑜伽垫的临街店面。最终，杰西卡和我分道扬镳，我继续经营香提瑜伽馆直至今日。它就像一个闪闪发光的珠宝盒，坐落在小山顶上，离萨格港主街只有一个街区。在这个能容纳七十五张瑜伽垫的教室里，我们有幸指导过许多瑜伽行者。

教瑜伽课非常有趣，来上课的人有五花八门的理由。在我的学生里，有老婆不声不响离家出走的男人，有努力远离毒品的瘾君子，有想练出魔鬼身材的女人，有把瑜伽视为抗衰老工具的妇人，有极度缺乏自信、无法爱总是使用暴力的配偶的人，有想缓解压力的商界名人，有想寻找慰藉的孤独者，也有仅仅是对瑜伽好奇的普通人。

瑜伽能解答"我是谁"的问题，但它不会直接给你答案。寻找答案的旅程要求你努力、真诚、向内探索。当你揭开自己花了几十年时间掩盖的伤疤时，那幅场景一定不好看。直到今天，我还在剥开羞愧、内疚、压抑、悲伤和愤怒的层层外壳，但我每天都很愿意练习瑜伽。每当我觉得剥掉了一层，取得了一些进展时，下面就会出现新的一层。答案就藏在这下面。瑜伽给我指明了正确的方向。

作为一名瑜伽教练，大卫·赖夫常说，我们有责任对学生言传身教。帮助或激励别人找到自己的人生道路，是我们这些老师应尽的职责。我需要加紧修行，努力承担起这份职责。

除了经营位于萨格港的瑜伽馆，我每个星期还要在纽约市内的吉瓦穆克提教两次课（莎朗和大卫特别安排了由我担任主讲的下午六点一刻的课程）。为了兼顾做模特和教瑜伽，我在从汉普顿开往曼哈顿的公交车上度过了许多时光。"香提瑜伽"赚的钱还不足以让我们衣食无忧，而我也不准备放弃模特生涯。事实上，我已经变成了"中年"模特，这是模特界比较新的一个领域。过四十岁生日之前，我在一次讲经中谈到了"真"，谈到了摘下面具。时候到了，我该遵循自己的教诲了！于是，我在四十岁生日那天打电话给关系最好的模特朋友们，告诉她们我有件事要坦白：我的真实年龄是四十，而不是三十七。我终于不再掩饰了！起初，朋友们既困惑又恼火，让我有点后悔说了真话。但我很快就释然了，还感受到了真正的解脱。正如瑜伽所说的，坚持"真"，才能得到真解脱。

瑜伽体位串联：求真求实

我们在吉瓦穆克提深入研究"真"，也就是瑜伽的第二戒"不妄言"。我们循序渐进，从觉察自己几乎意识不到的小谎话做起。即使是小秘密或小谎话，也可能对人造成很大的影响。长久以来隐瞒自己的真实年龄，让我感觉胸口好像压着一块大石头。谎话不是孤立存在的，为了圆最初的那个谎，我们需要说更多的谎。维持面具要耗费很多精力，会把我们弄得筋疲力尽，离真实的自己越来越远。

瑜伽会产生巨大的热量，冲破我们的谎话和防备。体式会在我们体内激发出热量，这种热量会影响我们的身体、心理和情绪。这种净化过程被称为 Tapas，通常译为"热""光""戒律"或"苦行"。Tapas 会燃烧掉不纯净的杂质，正是这些东西阻碍了我们前行。它还会让我们远离邪恶。要剥离一层层虚假的自我，就必须全身心地投入修行。这种投入不仅包括为维持某个体式所付出的努力，还包括每天坚持练瑜伽，每天少说一个谎，每天抛掉一些愤怒和怨恨。佛法经文和瑜伽经典里还介绍了一种业火，它能测出你的信念有多坚定。瑜伽认为，得到解脱的自我就藏在我们内心深处。我很喜欢下面这个比喻：麝被美妙的香气吸引，在某处盘桓不去，却没有意识到香气源于自己体内。

这是一套激发热量的流瑜伽动作，目的是烧尽不纯净的杂质。它以我七年前第一次在吉瓦穆克提教的瑜伽动作为基础。当时，我用经典的佛经经文《般若波罗蜜多心经》拉开了课程的序幕："揭谛揭谛，波罗揭谛，波罗僧揭谛，菩提萨婆诃。"这段经文可以译为"度呀！度呀！度到彼岸，度众生到彼岸，成就觉者"。我谈到了如何通过练瑜伽超越自己的背景、身份和好恶，抵达瑜伽的真实状态，那就是"真"。

圣光调息法加反台式变体　从简易坐开始，正常呼吸三次，然后吸气，直到自己觉得舒服。通过挤压腹部，急促有力地呼气。保持主动呼气，被动吸气，呼吸时鼻孔发出声音，喉咙不发出声音。经过十六轮呼吸后，低头，下颌顶着胸口，放松腹部，流畅地呼吸三次（a）。吸气，抬头，进行下一轮呼吸。双手撑在身体后面，身体向后仰，臀部抬起一半，过渡到反台式（b）。改变盘腿时的前后腿，身体落下，过渡到简易坐，再重复两轮。这个练习能让身体发热，排除心中杂念。然后双手双膝着地。

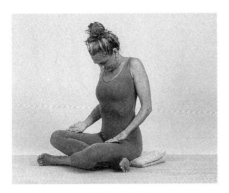

圣光调息法（a）

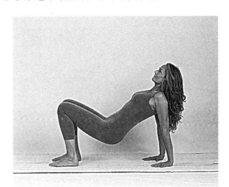

反台式变体（b）

吸气，骨盆倾斜，身体向后仰，抬头正视前方，过渡到猫伸展式（a）。然后呼气，背部拱起，骶骨向下压，低头凝视腹部，过渡到猫弓背式（b）。重复五次。猫弓背式和猫伸展式能为接下来的拜日式做好准备，因为它们分别是后弯和前曲体式。从猫伸展式开始，抬起臀部，过渡到弯曲膝盖的下犬式（c）。双腿蹬地四次，然后一只脚向前一步，踩在双手之间的地面上。双腿连续弯曲和伸直，重复四次。正视前方，双手撑在髋部，山式站立。

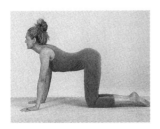

猫伸展式（a）

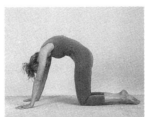

猫弓背式（b）

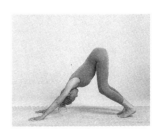

弯曲膝盖的下犬式（c）

拜日式变体 吸气，双臂高举过头（a），呼气的同时身体向前弯曲（b）。吸气，弯曲膝盖，正视前方（c），然后呼气，右脚后退一步，过渡到冲刺式（d）。吸气，挺胸，呼气，左脚退回一步，过渡到下犬式（e）。双膝跪地，吸气，过渡到猫伸展式（f），呼气的同时臀部向后移动，过渡到下犬式（g）。保持两次呼吸，双脚向前迈出。吸气，正视前方，呼气，身体向前弯曲，过渡到站立前曲（h）。再过渡到拜日式（i），但这次是先迈左脚，再迈右脚，过渡到下犬式（j）。吸气，过渡到平板式（k），呼气，身体落下，平躺在地。吸气，挺胸向前，过渡到低位的眼镜蛇式（l）。呼气，过渡到下犬式（m），保持两次呼吸。双脚向前迈出，吸气，朝上看（n），呼气，身体向前弯曲（o）。保持几次呼吸，然后抬起身体，过渡到山式（p）。

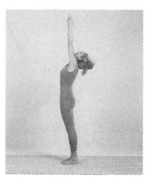

双臂高举过头（a）

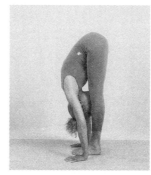

站立前曲（b）

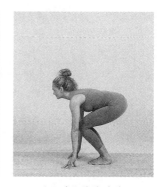

站立前曲伸展（c）

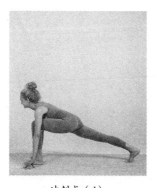

冲刺式（d）

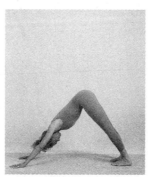

下犬式（e）

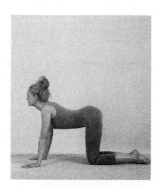

猫伸展式（f）

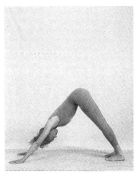

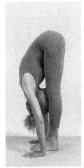

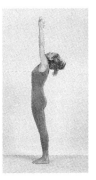

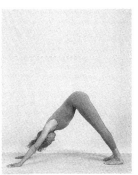

下犬式（g）　　　站立前曲（h）　　　双臂高举过头（i）　　　下犬式（j）

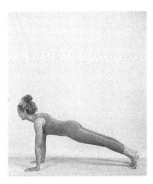

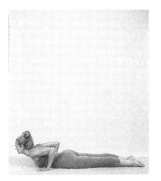

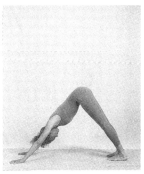

平板式（k）　　　　眼镜蛇式准备（l）　　　　下犬式（m）

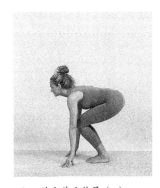

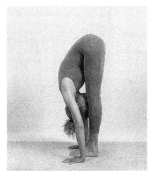

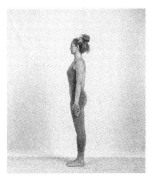

站立前曲伸展（n）　　　站立前曲（o）　　　山式（p）

流瑜伽加站立式　从山式（a）开始，吸气，双臂向上伸展，指向天花板（b）。呼气，身体向前弯曲，过渡到站立前曲（c）。吸气，弯曲膝盖，正视前方（d）；呼气，左脚向后一步，过渡到冲刺式（e）。左脚后跟着地，身体扭转，过渡到战士二式（f），然后左手撑在左腿上，过渡到反转战士式（g）。双手撑地，双脚后退，过渡到下犬式（h）。右膝着地，身体扭转，直到左脚内侧和右手着地，左臂向上伸展，过渡到侧板式变体（i）。保持三次呼吸，回到下犬式（j）。再做一次侧板式变体，但这次是左膝着地，右臂举起。同样保持三次呼吸。然后，向前跳三小步，再向前走几步，走到瑜伽垫的前半部分。重复步骤（a）到（j），右脚向后一步，做右侧的战士二式和反转战士式，以下犬式结束。吸气，过渡到平板式（k），然后呼气，做一次完整的侧板式（l），也就是右脚外侧边缘着地，左腿搁在右腿上方，用右臂支撑全身（如果这么做很困难，你也可以再做一次弯曲膝盖的侧板式变体）。保持三次呼吸，回到下犬式（m），过渡到左侧的侧板式，保持三次呼吸。过渡到下犬式，保持两次呼吸，然后吸气，同时右腿抬起，离开地面，呼气，右脚向前摆动，踩在双手之间的地面上。脚后跟着地，右肘撑在右大腿上（或右手撑在右脚外侧的地面上），向左侧打开前胸，左臂沿着耳朵向上举起，过渡到三角侧伸展式（n）。保持三次呼吸，回到下犬式（o），然后双膝、胸部和下颌同时着地（p）。抬起身体，过渡到眼镜蛇式（q），呼气，回到下犬式（r）。在左侧重复上述动作。以下犬式结束后，弯曲膝盖，呼气，轻轻向前跳一步。吸气，目视前方（s），呼气，身体向前弯曲（t）。吸气，抬起上半身，双臂向上伸展。呼气，过渡到山式（u）。

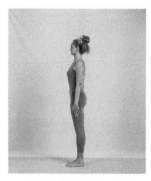

山式（a）

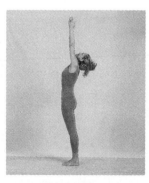

双臂高举过头（b）

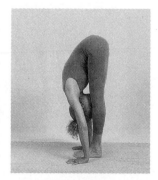

站立前曲（c）

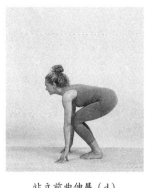

站立前曲伸展（d）

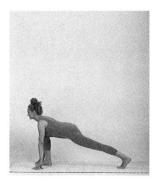

冲刺式（e）

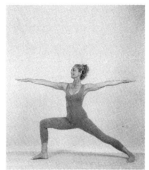

战士二式（f）

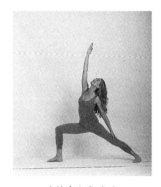

反转战士式（g）

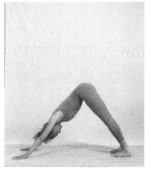

下犬式（h）

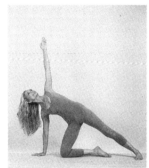

侧板式变体（i）

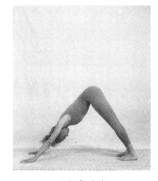

下犬式（j）

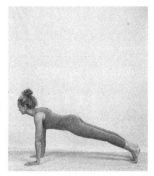

平板式（k）

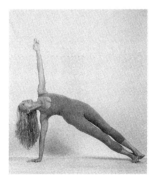

侧板式（l）

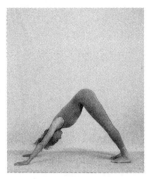

下犬式（m）

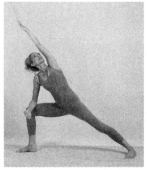

三角侧伸展式（n）

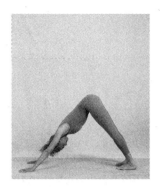

下犬式（o）

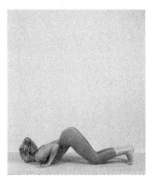

眼镜蛇式准备（p）

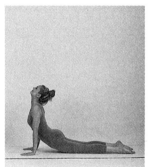

眼镜蛇式（q）

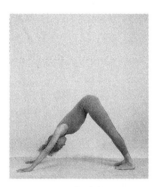

下犬式（r）

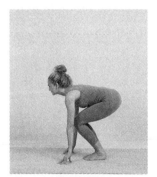

站立前曲伸展（s）

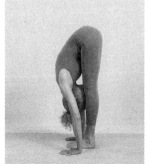

站立前曲（t）

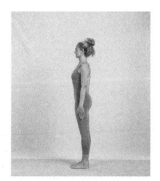

山式（u）

流瑜伽加后弯　　吸气，弯曲膝盖，双臂向上伸展，过渡到幻椅式（a）。呼气，身体向前弯曲，过渡到站立前曲（b）。吸气，弯曲膝盖，正视前方（c）；呼气，右脚向后一步，过渡到冲刺式（d）；右膝着地，双臂向上伸展，双手合十，头向后仰，过渡到新月式（e）。保持三次呼吸。然后双手撑地，左腿伸直，右腿向前一步，回到站立前曲（f）。左脚向后一步，压低膝盖，抬起身体，过渡到新月式，然后臀部向后移，过渡到下犬式（g）。吸气，过渡到平板式（h）。呼气，身体落下，过渡到俯卧撑式（i）。吸气，过渡到上犬式（j），保持双膝离地，双腿提供有力的支撑。保持两次呼吸。呼气，过渡到下犬式（k），保持五次呼吸。双脚向前迈出，吸气的同时抬起身体，过渡到山式（l）。

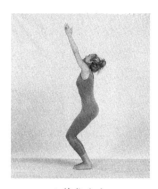

幻椅式（a）

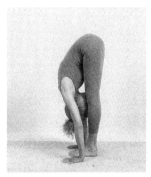

站立前曲（b）

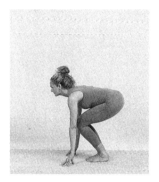

站立前曲伸展（c）

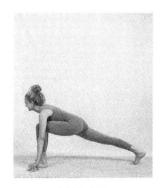

冲刺式（d）

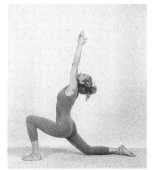

新月式（e）

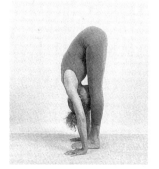

站立前曲（f）

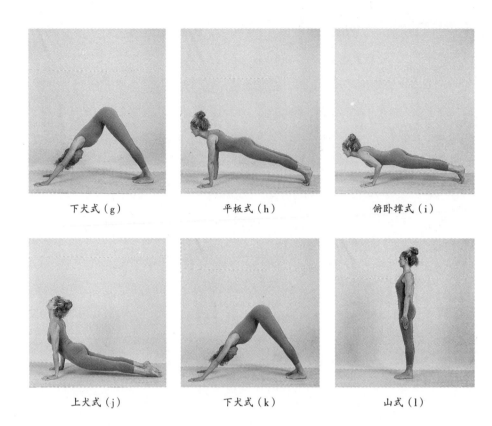

下犬式（g）　　　　　　平板式（h）　　　　　　俯卧撑式（i）

上犬式（j）　　　　　　下犬式（k）　　　　　　山式（l）

　　拜日二式　吸气，膝盖弯曲到合适的角度，双臂向上举起，过渡到幻椅式（a）。
呼气，身体向前弯曲，过渡到站立前曲（b）。吸气，正视前方，呼气，过渡到俯卧
撑式（c）。吸气，抬起上半身，过渡到上犬式（d），呼气，过渡到下犬式（e）。右
脚向前一步，踩在双手之间的地面上，左脚后跟着地，双臂向上举起，过渡到战士
一式（f）。呼气，身体落下，过渡到俯卧撑式（g），吸气，过渡到上犬式（h），呼
气，过渡到下犬式（i）。左脚向前一步，过渡到战士一式（j）。然后从俯卧撑式（k）
过渡到上犬式（l），再过渡到下犬式（m），以下犬式保持五次呼吸。双脚向前跳跃，
弯曲膝盖，过渡到幻椅式（n），然后绷直膝盖，以山式（o）站立。重复上面的几个
体式，但下犬式结束后不是向前跳跃，而是趴在地面上。双臂向前伸展，手指向下
按（p）。头部和上半身抬起，过渡到蝗虫式变体（q），保持五次呼吸。呼气的同时
身体落下，好好休息，臀部左右摇晃几次。抬起身体，回到蝗虫式，但这次要双臂

高举，双腿抬起，离开地面（r）。保持三次呼吸，身体落下，好好休息。然后重复同样的动作，抬起双臂和双腿，保持三次呼吸。

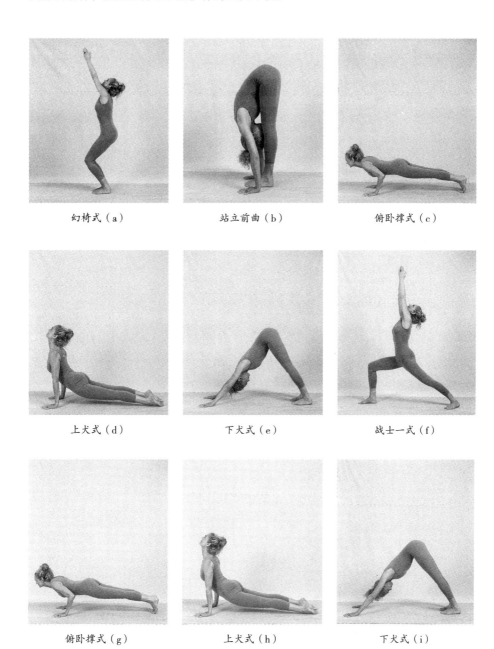

幻椅式（a）　　　　　　站立前曲（b）　　　　　　俯卧撑式（c）

上犬式（d）　　　　　　下犬式（e）　　　　　　战士一式（f）

俯卧撑式（g）　　　　　　上犬式（h）　　　　　　下犬式（i）

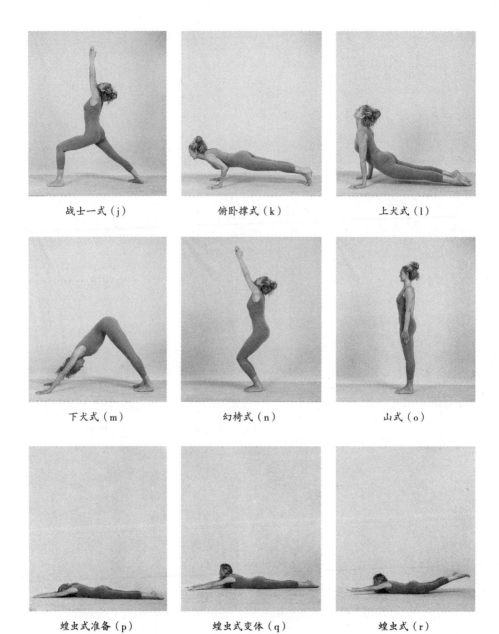

战士一式（j）　　　　俯卧撑式（k）　　　　上犬式（l）

下犬式（m）　　　　幻椅式（n）　　　　山式（o）

蝗虫式准备（p）　　　蝗虫式变体（q）　　　蝗虫式（r）

英雄坐　双膝跪地，双脚分开，比臀部略宽，坐在双脚之间的地面上，过渡到英雄坐（如果有需要的话，也可以用瑜伽砖支撑臀部）（a）。十指交握，双臂高举过头，掌心朝天（b）。改变十指交握的方式，重复同样的动作。每改变一次十指交握的方式，保持五次呼吸。身体向后仰，用双手支撑全身，拉伸大腿前侧的肌肉（c），为卧英雄式做准备。前臂放低，撑在身后的地面上（d），或者仰面平躺，背部紧贴地面（如果你能做到的话），过渡到卧英雄式（e）。保持五次呼吸，然后坐起来，俯卧在瑜伽垫上。

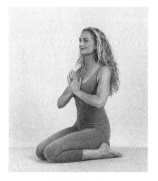

英雄坐（a）

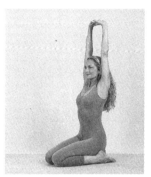

英雄坐（b）

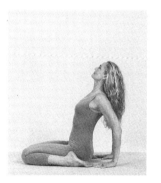

卧英雄式准备（c）

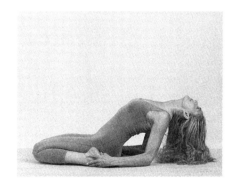

卧英雄式变体（d）

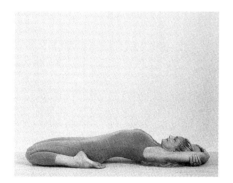

卧英雄式（e）

弓式（Dhanurasana） 弯曲膝盖，脚后跟贴近臀部，身体向后仰，双手抓住脚踝（a）。将脚后跟拉向前方，远离臀部，大腿抬起，离开地面，胸部抬起，过渡到弓式（b）。保持三次呼吸，身体落下，重复同样的动作。双手双膝着地，过渡到下犬式，保持几次呼吸（c）。双膝着地，双腿左右晃动，仰面平躺。

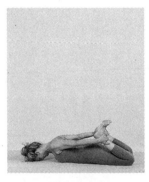
弓式准备（a）

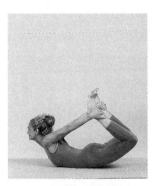
弓式（b）

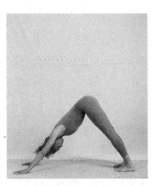
下犬式（c）

上轮式 弯曲膝盖，双脚着地，尽可能靠近坐骨。双手手掌撑在耳朵旁的地面上，肘部弯曲，指尖朝着肩膀（a）。抬起臀部，双腿和双臂支撑身体，保持上轮式五次呼吸（b），然后身体落下（c）。（如果这么做太困难，也可以抬起臀部，头顶着地，不要给头顶施加太多压力，保持五次呼吸。）

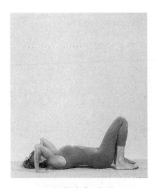
上轮式准备（a）

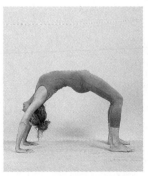
上轮式（b）

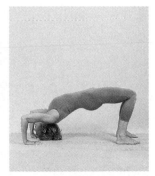
上轮式变体（c）

卧手抓脚趾腿伸展式　仰面平躺，右脚向上伸直，在前脚掌处绑一根瑜伽带。左腿伸直，紧贴地面，用力向下压。保持八次呼吸，然后换另一条腿上伸。向右翻滚，坐起来。这个体式有助于脊椎在后弯体式之后恢复中立，在感受过流瑜伽的热量之后冷却下来。翻身坐起来。

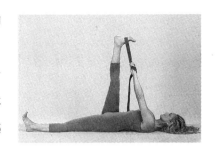

卧手抓脚趾腿伸展式

束角式　身体端坐，脚心并拢，膝盖向两侧打开。双脚尽可能贴近臀部。双手撑在身后的地面上，胸部抬起。保持五次呼吸。

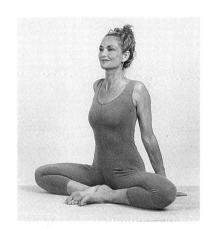

束角式

坐角式　从束角式开始，双腿分得越开越好，双手撑在身后的地面上，胸部抬起。连续弯曲、伸直双膝，重复五次，然后盘腿，臀部向后移，坐在脚上。最后三个体式都有助于脊椎保持中立。

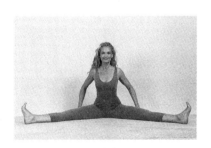

坐角式

婴儿式　膝盖分开，双手向前移动，上半身趴在大腿上。保持五次呼吸，然后并拢膝盖，抬起身体，坐在脚上。

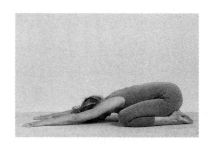

婴儿式

头倒立或头倒立准备　*请注意，头倒立只适合中高级学员练习。*十指交握，前臂撑在叠起的垫子上，双肘和双肩连成直线。头顶着地，搁在双手之间的地面上，双脚的脚后跟尽量贴近臀部，双膝抬起离地（a）；双腿并拢，朝着天花板伸直（b）。做这个体式时可以利用墙壁的支撑，但要确保指关节始终能触及墙壁，利用双臂和双腿减轻颈部的压力。保持十五次呼吸（如果你不想练习头倒立，也可以用同样的方式摆好双臂，双腿向后蹬，过渡到下犬式，头部悬在半空，保持十次呼吸）（c）。身体慢慢落下，双膝贴近胸部时注意不要让颈部肌肉紧绷，然后双脚着地，以婴儿式休息，保持五次呼吸（d）。盘腿端坐，臀部坐在双脚之后的地面上。

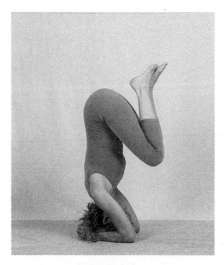

头倒立（a）

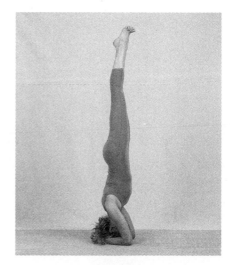

头倒立（b）

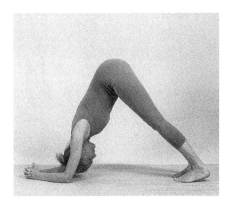

头倒立变体（c）

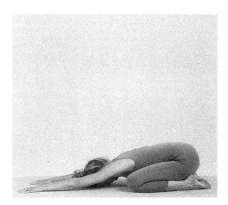

婴儿式（d）

反台式 双手搁在身后的地面上，吸气的同时双手双脚撑地，尽可能把身体抬高。呼气的同时身体落下，然后再把身体抬起、放下两次。这个体式能在拜日式之后让肩膀保持平衡。仰面平躺。

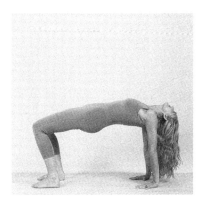

反台式

桥式辅助练习加抬腿 弯曲膝盖，抬起臀部，在骶骨下面垫一块瑜伽砖。呼气，弯曲膝盖，尽量将其贴近腹部，确保瑜伽砖稳稳地撑在地面上，双腿向上蹬，踢向空中（a）。如果你腿筋绷得很紧，也可以微微弯曲膝盖（b）。保持二十次呼吸，让神经系统经过头倒立的高温后冷却下来。双脚蹬地，抬起臀部，移开瑜伽砖。身体落下，双腿伸直。

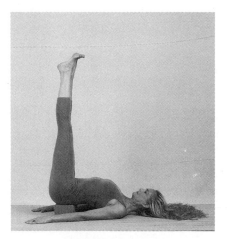

桥式辅助练习变体（a）

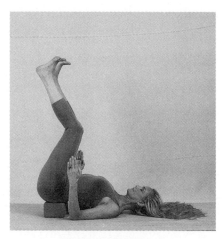

桥式辅助练习变体（b）

仰卧脊柱扭转式（Supta Matsyendr-asana） 抱住右膝，贴近胸部，左腿伸直，用左手将右膝扳向身体左侧。保持几次呼吸，然后轻轻地左右晃动身体。在另一侧重复同样的动作，过渡到手杖式。

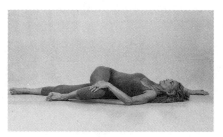

仰卧脊柱扭转式

半鱼王式 弯曲膝盖，双脚着地。左脚滑向右腿下方，左脚脚后跟搁在右臀外侧的地面上。右脚搁在左大腿外侧的地面上，身体向右转。左臂环绕右膝，抱住右大腿，使其贴近胸部。保持五次呼吸，然后身体向左转。

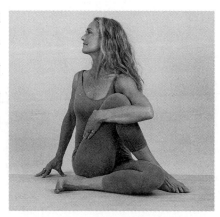

半鱼王式

星式（Tarasana） 双脚脚心并拢，膝盖向两侧打开，双腿组成菱形。呼气的同时身体向前弯曲，在双脚上面放一块瑜伽砖，前额搁在瑜伽砖上（a），或者搁在叠起的双拳上（b）。保持十次呼吸，然后坐起来，过渡到手杖式。

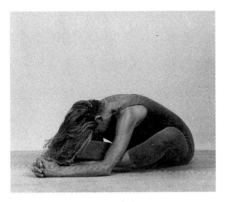

星式（a）

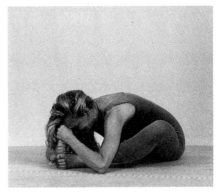

星式（b）

坐立前曲式 双腿伸直，身体向前弯曲，让脊椎找到平衡。保持十次呼吸。在吸气的同时回到手杖式。前弯体式能让你关注内在，远离外界刺激，为挺尸式做好准备。

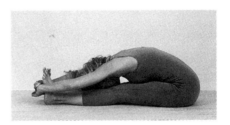

坐立前曲式

犁式　从手杖式开始,呼气,翻滚到仰面平躺。肩膀下面垫几条叠起的毯子,头部搁在瑜伽垫上。双腿向上摆动,直到高过头顶,脚趾蹬在地面（a）或身后的瑜伽抱枕（b）上。保持十次呼吸。（如果这个姿势很难做到,也可以仰面平躺,抱住膝盖,将其贴近腹部,然后双腿慢慢落下。）恢复仰面平躺。

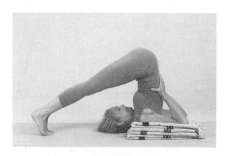
犁式（a）

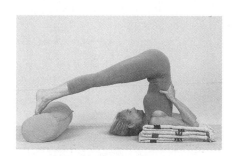
配合瑜伽抱枕的犁式变体（b）

快乐婴儿式　弯曲膝盖,双手抓住双脚外侧,将双腿用力向下拉,双脚脚心与天花板保持平行。保持八次呼吸,然后双脚落下,回到瑜伽垫上。

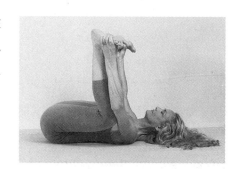
快乐婴儿式

仰卧屈膝放松　双脚分开,搁在瑜伽垫外缘。膝盖并拢,双手搁在腹部。观察腹部随着呼吸上下起伏,这个节奏会让你放松下来。保持两分钟。

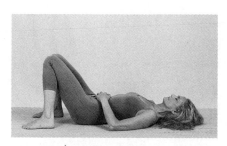
仰卧屈膝放松

挺尸式 双腿伸直，盖上毯子，避免身体热量流失。保持五分钟。

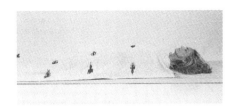

挺尸式

冥想 用舒适的姿势盘腿端坐，感觉自己的身体和头脑就像刚刚打扫过的房间一样敞亮。感受在燃烧体内杂质之后，身体素质的显著提升。保持五分钟。

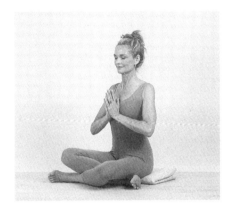

冥想

双手合十，以祈祷的姿势搁在胸前，反思自己一直在掩饰的真相，思考谎言淤积在身体哪个部位。呼吸三次，从那个地方发出"唵"的声音。

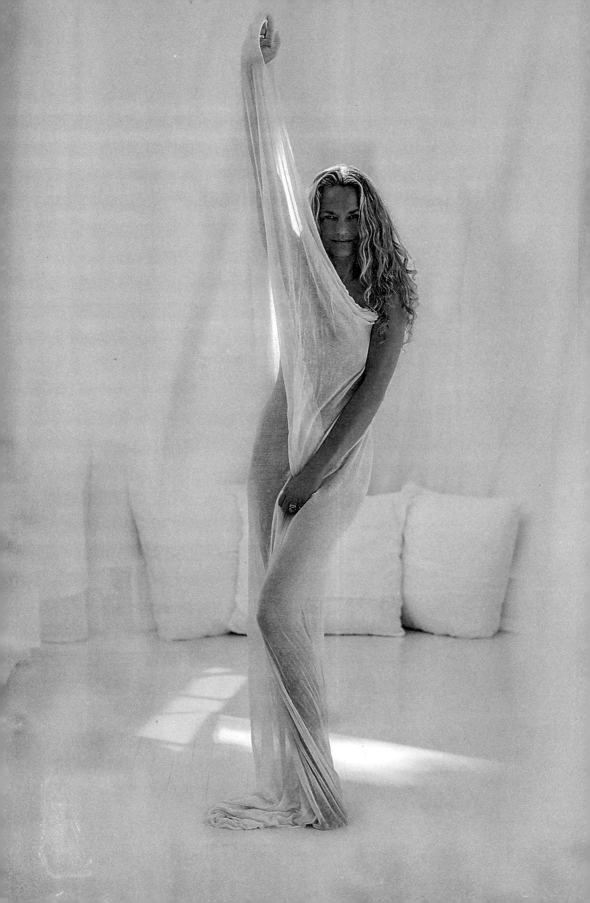

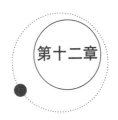

第十二章

大爱

长久以来，

太阳从未对大地说过"你欠我"。

看看发生了什么，

这样的大爱，

照亮了整个天空。①

——哈菲兹《太阳从未说过》

到 2001 年，我和罗宾在一起已经快二十年了。我们结婚十二年，蕾切尔六岁，上小学一年级。我教瑜伽、做模特、当母亲，找到了适合自己的节奏。除了婚姻，我对生活的每个领域都很满意。在这段婚姻关系中，我时不时会感到窒息，觉得自己很愚蠢。我们这种不健康的关系是如此根深蒂固，以至于我什么也看不清。在我眼里，罗宾是家里聪明的那个，我则是不会说话、只管赚钱的那个。

香提瑜伽已经成了一家非常时髦的瑜伽馆。我们配合摇滚乐，开设了极具挑战性的课程。我们经常被纽约各大报刊提及，因为有很多名人来上课。我想做一名伟

---

① 转译自美国诗人、玄学诗译者拉蒂斯基的翻译。

大的瑜伽教练，打造属于自己的品牌。在巨大的压力下，我重拾了青少年时期的完美主义倾向。我像着了魔一样疯狂地做课程规划。我会坐在瑜伽书堆里，一坐就是好几个小时，设计串联动作和讲经内容，安排最合适的背景音乐，寻找最理想的阅读材料，想给每节课都画上完美的句号。

有一天，我很崇拜的吉瓦穆克提瑜伽教练茹哈娜·哈里斯问我，我会不会去参加《瑜伽期刊》（*Yoga Journal*）组织的年度瑜伽大会。我点了点头。她接着说："我真的好激动，我们可以参加罗德尼·伊的全天候高强度课程了！"

"祝你好运，"我嘲讽地说，"我简直忍不了那个家伙。他那么自高自大，小小的教室里都容不下他。"

事实上，我打算参加德斯卡查尔主讲的一日研修班。他是"印度现代瑜伽之父"克里希那马查之子，后者是当代最有影响力的瑜伽教练们的古鲁，他的学生包括艾扬格瑜伽的创始人艾扬格、阿斯汤加瑜伽的创始人帕塔比·乔伊斯、"瑜伽第一夫人"英蒂拉·德菲和德斯卡查尔。能够和克里希那马查大师的弟子面对面，在我看来是个千金难买的好机会。我和茹哈娜打算共同度过参会的这一天，于是我们投硬币猜正反，看是我跟她一起去罗德尼的研修班，还是她跟我一起去德斯卡查尔的研修班。我猜错了，勉强同意跟她去上罗德尼的课。不过，我提出，我们只能待在教室的最后面，如果我实在忍不了的话，可以在午餐时间溜走。

到了午餐时间，我不得不承认，罗德尼是一位优秀的教练。他把我以前觉得无聊的东西讲得生动有趣，让我意识到它们跟自己息息相关。课程结束时，我感觉头脑清晰，内心平静。我觉得这归功于他传授的顺位原则和串联动作。我第一次真正理解了艾扬格瑜伽为什么不同意学生直接从后弯过渡到前曲。罗德尼明确指出，这种过渡会刺激神经系统，就像把从烤箱拿出的玻璃杯直接放进冰箱。他还强调，这会给椎间盘造成巨大的压力，因为后弯会把它向前推，前曲则会把它向后挤。接下来，他解释了怎样让脊柱恢复中立。下课后，我心想，我确实能从罗德尼身上学到不少东西。作为一位瑜伽教练，他值得我尊重；但作为一个男人，他引起了我生理上的抗拒。

回家后，我把学到的一些东西纳入了香提瑜伽的教学和实践。我在研修班上做了详细的笔记，后来专心研读了好几个小时，吸收了罗德尼传授的一些理念。比如，不要把大量只锻炼身体一侧的站姿体式串联起来，因为这会对髋关节造成伤害。他称之为"压迫臀部"。他还说，为学生的髋关节着想，我们必须停止这么做。很多教练会先教三角伸展式，接下来是三角侧伸展式，然后是半月式，最后是站立劈腿式，这些都是锻炼身体右侧的。它们会让你充分锻炼，但挤压髋骨，磨损软骨。我不得不承认，他说得有道理。

大约一年后，香提瑜伽里我最喜欢的教练海蒂·米歇尔·福金告诉我，她打算去参加罗德尼在阿尔布开克举办的为期一周的研修班，并邀请我跟她一起去。我对罗德尼的课程很感兴趣，决定和她一道前往。

那个星期非常有趣。每天早上，我们都从调息开始。这种呼吸控制法尽管动作不大，但对我影响至深。我在感觉不舒服的同时觉察到了呼吸的重要性。接下来，我们学习了脊柱和关节的保健，以及串联动作和体式顺位对它们寿命的影响。每天晚上，罗德尼都安排了活动，比如"问问罗德尼"问答大会。他还安排了电影放映、讨论会甚至是"排排舞会"。我和海蒂没有参加每天晚上的聚会。我们发现，罗德尼似乎特别渴望学生的关注。我们俩都被这个发现逗乐了。

研修班的最后一天，我以挺尸式仰面朝天躺着，突然忍不住哭了起来。这一点儿也不像我！我不喜欢在大庭广众之下宣泄情绪！但我的眼泪很快就变成了呜咽。我不知道自己为什么要哭，只知道心里有什么东西碎裂了。我知道，练瑜伽的时候，我们的身体有时会进入某个状态，但心里还没准备好承认或应对这个状态。我感觉到罗德尼走了过来，站在我身边。然后，我就渐渐平静了下来。整整一个星期的时间里，我们没有说过一句话。我埋头拼命记笔记，纯粹是因为不想向他提问，不想让他得到满足。挺尸式结束后，学生们开始提跟课程有关的问题，刻意避开刚才尴尬的一幕。最后，有个人举起了手："如果有学生在挺尸式的时候哭了起来，你会怎么做？"

罗德尼回答说："你应该让他们独自待着。你会意识到，这个人可能是教室里最坚强、最真诚的人。你们不妨扪心自问：'为什么我们没有哭？'"我听得一头雾水。他并没有让我自己待着，而是走过来安慰我了呀！我脱口而出："刚才是我在哭，罗德尼。但你走过来，站在我身边了呀。"那是一个星期里我说的第一句话。

他一脸惊讶："抱歉，我不知道你在说什么。我根本没有离开座位，一直待在教室前面啊。"我就像被人当胸打了一拳似的，脑子彻底糊涂了。如果他没有走过来站在我身边，那到底发生了什么事？我觉得我们之间有一根毋庸置疑的亲密纽带。

研修班结束后，罗德尼给所有学生都留了邮件地址。他说，如果我们有任何问题，都欢迎给他发邮件。我觉得很奇怪，因为其他大师都不会这么随随便便地留地址，但我还是抄了下来。我发现，自己抄地址的时候在拼命咽口水。

我等了一个星期，绞尽脑汁想了个既明智又冷静的问题。然后，我给罗德尼发了封邮件，介绍了一下自己，免得他不记得我了，又提了一个闭合扭转中骨盆位置的问题。几小时后，我就收到了他的回复。邮件最后还有一句"我想你"。我从头到脚都在颤抖。一方面，我很反感这种话，觉得他是在挑逗我，就像传说中他对很多女人做的那样；但另一方面，我又受宠若惊，因为他竟然还记得我。

我们开始了飞鸿传书。我知道这么做是不对的。我们都结婚了，也都有孩子。我告诉自己，我需要（也想要）继续跟随罗德尼学习。我说服自己，为了学生们，我必须继续学习。我发誓决不越过底线。

接下来的一年里，我几乎参加了罗德尼的所有研修班。他是一位出色的人体工程师，我从他那里学到了很多体式构造的知识。他不但提供了详尽的解释，还把它们变得很有实用性。我把这些东西传授给了自己的学生和其他教练，大大提升了香提瑜伽的水准。我还是会伴着摇滚乐上吉瓦穆克提风格的课程，但我渐渐迷上了对神经和脊椎有好处的串联动作。我觉得自己就像做毕业设计一样，在深入探索我感兴趣的领域。

尽管如此，我还是相当谨慎。罗德尼早就因为"红颜知己"众多而名声在外，我可不想成为其中之一。一天晚上，结束在纳什维尔为期一周的研修班后，我决定去参加结业派对。多年以来，我一直跟一个名叫大桥的男人学习指压术，对身体经络很感兴趣。和罗德尼肩并肩坐着聊天的时候，我靠了过去，把大拇指按在了他的眉间。印度教认为，这是灵魂涌现的地方，印度人会在这里点上红点。在指压术里，这个穴位通常与头痛、鼻塞相连，所以我也不知道自己为什么会选择这里。但就在大拇指触及罗德尼眉间的一刹那，我们都感受到了一种难以描述的火花。

当天晚上，我告诉他，我对跟他睡觉毫无兴趣，只想花十二小时跟他聊聊瑜伽和人生。当时，我和另一位女学员住在一起。我们准备离开派对的时候，罗德尼问我们能不能顺道把他捎去旅店。我们在前座，他在后座。半路上，他突然伸过手来，抓住了我的手。我们把车停在旅店门口的车道上，三个人在车里一直聊到了第二天清晨。

我们开始了一段婚外情。我一点儿也不引以为傲。我很抱歉，因为我们都伤害了自己身边的人。我试着不去见罗德尼，但没有成功。事实上，我成了罗德尼的"红颜知己"之一。为此，我心中充满了愧疚。罗宾和罗德尼的妻子都是很善良的人，不应该被我们欺骗，也不应该承受随之而来的痛苦。

2003 年，我们开始婚外情差不多一年后，罗德尼告诉我，他打算和家人去巴厘岛过夏天。我觉得这是一个绝好的机会，可以看看我们各自的婚姻还能不能挽救。由于我和罗德尼将相隔万里，我们之间不会存在什么诱惑。我让他试图调和跟妻子的关系，我也会努力和罗宾重归于好。我让他在离开的两个月里不要给我打电话，也不要写邮件。我告诉他："就算你写了，我也不会回的。"

六天后，罗德尼给我发了封邮件。我很高兴能收到邮件，但忍着没有回复。几天后，电话在凌晨三点响起，我接了。我以为是姐姐佩吉打过来告诉我坏消息的。

我爸爸那天早上修屋顶的时候摔了下来，肩膀粉碎性骨折，折断的肋骨刺穿了肺部，被送进了当地医院的重症监护室。然而，电话是罗德尼打来的。他告诉我，没有我他活不下去，他已经对妻子坦白了一切，他想娶我。"我跳下来了，科琳。你会接住我吗？"

"不！"我答道，"如果你决定离开你妻子，那纯粹是出于你自己的原因。"我回到床上，罗宾问我是谁打来的。我再也没有办法对他撒谎了。我向他坦白了一切。那是令人心碎的一夜。经过几个月的争吵、流泪和婚姻咨询，我们的关系还是无法弥合。罗宾搬了出去，几个月后，罗德尼搬了进来。

这个消息震惊了瑜伽界，八卦新闻满天乱飞。我们俩名誉扫地，人们在背后窃笑不已。我们为了这段感情付出了很高的代价。我理解人们爱嚼舌根，爱对别人指指点点，也很理解这些做法会造成的伤害。嚼舌根对整个世界一点儿好处也没有，这让我学到了重要的一课。佛教徒建议人们在开口之前先问自己四个问题：这是真实的吗？这是善意的吗？这是必要的吗？选择沉默是不是更好？

罗德尼是我的老师，这引发了关于师生伦理的争论。我理解大家为什么会有这样的质疑，我自己也认真思考过这个问题。我并没有得出简单明确的答案。两个人之间的关系，有时候是平等的，有时候是不平等的。我觉得自己和罗德尼之间不存在等级关系，我俩只是激情四射地坠入了爱河，这一点是无可否认的。问题是，我们已经跟其他人结了婚，而且都有孩子。

罗德尼准备搬进我家的时候，说想来印第安纳和我一起过圣诞节。我觉得还为时过早，但他坚持要来。他抵达印第安纳的时候，我和蕾切尔已经在那里待了好几天。有一天，我那五个身材魁梧的兄弟围坐在餐桌前，妈妈把罗德尼拉到一边，指着他们说："瞧，这儿有很多肌肉男，你最好别伤我女儿的心。"

我的家人很快就喜欢上了罗德尼。一天晚上，我们去了当地一家酒吧。我们刚进门，兄弟们就二话不说，自动组成方阵，把罗德尼围在了中间。他们不确定当地人对亚裔美国人会有什么反应，觉得需要把他严密保护起来。所以我知道，我的家人已经接受了他。

罗德尼非常健谈。他所有的朋友和学生都知道这一点，并因此喜欢他。他可以开开心心地对人说上好几个小时。但从一开始，他就对我充满好奇，很愿意倾听我的心声。竟然有人对我的想法感兴趣！对我来说，这无疑是一种全新的体验。我们的成长背景很相似：他的家庭条件也不太好，爸爸是美国空军上校，妈妈是家庭妇女。和我一样，他也在大学中途辍学。我们的相似之处甚至可以追溯到祖辈，漂洋过海来美国修铁路的中国移民和爱尔兰移民。我们拥有相同的职业道德标准，无论从哪个方面看都很契合。

因此，我们踏上了漫长而艰辛的离婚和重组家庭之路。尽管我自诩是瑜伽串联动作的专家，但我一点儿也不擅长把这堆破事串联起来。糟糕的串联动作会伤人，在生活中也不例外。我真希望自己跟罗德尼在一起之前先和罗宾分了手。我真希望自己在蕾切尔琢磨出真相之前先告诉了她。罗德尼也要应对他自己那边的挑战。为了和我在一起，他放弃了一切——他的家人，他的朋友，还有他位于奥克兰的瑜伽馆。他说，如果不这么做，一切就都是谎言。

罗德尼搬到东部后不久，他妻子唐娜让我飞去加利福尼亚跟她碰个面。我和她肩并肩走了很长一段路。她说，她能看出罗德尼和我很有默契，她也知道自己和罗德尼之间没有这种火花。她想让我知道，她不怪我，还告诉孩子们要好好爱我。我被她的慷慨大度和优雅气质折服了。我简直想抛下罗德尼，把她娶回家！

每个家庭成员都在应对这个巨大的变化。当时，蕾切尔刚过完八岁生日。罗德尼搬来后不久，我们走在萨格港大街上的时候，她坚持要抓我的两只手，这样我就不能握罗德尼的手了。但没过多久，蕾切尔就跟罗德尼的孩子埃文、埃德莎和乔乔打成了一片。他们之间的关系特别融洽，这让两个家庭的融合容易了许多。

直到今天，我最大的遗憾还是对蕾切尔说了谎。我告诉她，罗德尼只是普通朋友，会过来跟我们住一段时间，他会睡在楼下客房。后来有一天，她撞见了我们接吻。

我辜负了她的信任。这件事对我打击很大，我自以为是在保护她，但其实造成了更大的伤害。

我们在一起的头几年，气氛总是很紧张。我和罗德尼彼此相爱，这是毫无疑问的，但光是这样就够了吗？有一天，我们开车去蒙托克的某家酒店，准备度过一个浪漫的夜晚。我带了件性感睡衣，进卫生间换衣服。我走出来的时候，发现罗德尼正紧紧盯着电视屏幕，看冬奥会滑雪比赛。滑雪是他特别喜欢的体育项目。我清了清嗓子，但他头也没抬。"我就在这儿，哪儿也不会去，先等我看完这场比赛再说！"

我觉得受到了侮辱。我们吵了一整晚，第二天一早就打道回府了。车开到家门口的时候，我还是怒气冲冲的。我就像疯子一样，把他的东西一件一件扔到院子里。"回加州吧你！"我喊道。我们一直吵到了下午两点。我们坐在屋前的长椅上，疲惫不堪，盯着草坪上散落着的东西。突然，我开始哈哈大笑。他看着我，也笑了起来。很快，我们俩都笑得停不下来了。我们把院子清理了一番。那就像暴风雨过后，天空再度蔚蓝如洗。我们一致认为，发生争吵是因为我们俩都在喝果汁清肠，肚子太饿，所以容易胡思乱想。我们放弃了清肠，罗德尼留了下来。

作为配偶、父母、瑜伽教师和社区成员，我们需要在多个身份之间寻找平衡。这需要时间，也需要协调。我们都在努力弄清该如何开始新生活。与此同时，我们觉得自己像是被放在了显微镜底下，有无数人目不转睛地盯着我们。很多人都觉得这段恋情不会长久，其实我们自己也不是很清楚。

平衡是瑜伽里一个很关键的概念。无论是保持某个困难的体式，比如战士二式（用一条腿保持平衡，像超人一样悬在半空），还是以山式站立，关注身体微妙的变化，平衡都很重要。瑜伽行者都在寻找内心的平衡，避免随波逐流。阿育吠陀医生罗伯特·斯沃博达说，学生们在练瑜伽的时候，通常会练自己最擅长的那种，而不是能带来平衡的那种。他指出，那些练串联体位法（Vinyasa）的人，或许更应该练修复瑜伽，而那些练修复瑜伽的人，或许更应该练能激发热量的体式。但没有多少人愿意为了寻找平衡离开自己的舒适区。

我和罗德尼能不能保持平衡？从很多方面看，我们非常相似，而且有同样的价值观。但从其他方面看，我们又像是对立的两极。从外表来看，我们完全是两个类型。他健壮有力，脚踏实地，讲求实用。在找到瑜伽之前，他曾是芭蕾舞演员。他练瑜伽是从身体力学、身体结构和身体功能入手的。

我则恰恰相反。我曾经想要迷失在宇宙中，过渡到另一种生命状态。我们刚开始一起练习冥想的时候，我会问罗德尼："你为什么坐得那么正，看上去就像在给《瑜伽期刊》摆拍一样？"我冥想的时候会灵魂出窍，这把他吓得要命。他说，他能感觉到我离开了身体，突然间只剩下空荡荡的躯壳。

你可以说，罗德尼把我拉回了地面，我则向他展示了如何飞向未知。他对身体力学的理解正好是我在生活和瑜伽教学中缺失的环节。风筝想要高飞，就需要扯线。罗德尼就是扯着我的那条绳子。他教给了我什么是"严守规矩"，我则教给他什么是"脱略形骸"。他向我展示了讲求实用、充满智慧、脚踏实地的练习方式，我则通过虔诚敬拜、梵唱和冥想，引导他进入了神秘的疆域。我们都在寻找平衡，但平衡不是待在某个特定的点，而是在两极之间不停摇摆的状态。我和罗德尼刚刚在一起的时候，两人之间的激情压倒了一切。我们无法控制，以致伤及无辜。我们急需找到平衡。

∧ – ∧

瑜伽的第四戒"不淫邪"（Brahmacharya），通常被译为"独身""禁欲""一夫一妻制"或"不放纵性能力"。性能量如果不明智地加以使用，就会造成许多领域的失衡。

我没有加入特蕾莎修女的仁爱传教会，因为我无法发誓禁欲。作为瑜伽行者，我不愿意发下这样的誓言。但看到我和罗德尼因为没有守住底线造成的混乱之后，我很想要（也很需要）找到前进的方向，找到内心的满足和平静。"不淫邪"对练习瑜伽非常重要，它有助于我们保持头脑的稳定。我和罗德尼通过婚姻的承诺找到了安稳。

我们的性能量是为对方保留的，我们的性爱很真诚，很圆满，也很自然。那可能是我们最接近"不淫邪"的时刻。因此，我们有更多的精力专注于最重要的东西——家庭、瑜伽和奉献。

佛经上说，如果你能将"制戒"或"内制"修炼至圆满，其他一切都会水到渠成。佛经上还说，如果一方失去平衡，另一方也会失衡。这就是我们当时的情况。但在混乱的背后，我们看见了源于"不杀生"的"真"和源于"不淫邪"的"知足"。婚姻的承诺减少了性欲的干扰，让心灵变得更加明澈。如今，我们仍在努力寻找平衡，但我们的这支双人舞已经跳得更精妙、更亲密了。

我和罗德尼成了彼此的老师。我们结婚的时候，有个朋友说我俩很有勇气，因为我们每天看着对方，就像看着镜中的自己，而始终盯着自己的镜像是很难做到的。我们决定轮流教课，这样就能有更多的时间共处了。刚开始，气氛很尴尬。如果某个人教课的时间太长，没有按照原本的计划走，或者课程内容过渡得不够好，我们就会生对方的气。经过许许多多的调整、练习和磨合，我们终于熬过了最艰难的阶段。有时候，罗德尼还是会停不住嘴，我还是会超过时限，但我们已经不那么暴躁了。

每天清晨，罗德尼会叫我起床。我通常都想多睡一会儿，所以脾气会有点暴躁。但我知道，在固定时间练习是非常重要的。因此，我会努力爬起来，走进我们的瑜伽室。我会跟罗德尼面对面坐着练习调息。然后，罗德尼会去厨房，给自己煮杯咖啡，给我泡杯茶。他会把我的茶端进瑜伽室，然后回到厨房。我会留在瑜伽室里继续练习，设计当天的课程，他则会在厨房里做同样的事（我们试过在一起练习，但他会忍不住说起话来，我则无法集中精力。想来想去，我们还是决定分房练习）。我总会沉浸其中，忘记时间。罗德尼则会掐着时间喊我，说再不动身就要迟到了。大多数时候，我们中的一个人或两个人都在教课，不教课的那个人总会去听另一个人的课。过去的十二年里，我们只错过了对方的几节课。

我们两个人都没课的时候很少。每当此时，我们就会坐在餐桌边或后院里，一边享用茶和咖啡，一边讨论伸展小脚趾对吸气还是呼气更有利。我们差不多一天二十四小时都泡在一起。人们总是问，我们是怎么做到这一点的。我的回答是，我们喜欢待在一起。我的父母就希望能一直待在一起。我和罗德尼合理安排日程，让这成为可能。

幸运的是，我们的家庭像我们的教学一样融合得天衣无缝。我们2006年在拉斯维加斯结婚的时候，邀请了我们的直系亲属和他们的家人，共达八十多位，包括父母、兄弟、姐妹、兄弟姐妹的孩子们。我们两家人刚一碰面，就顺利融为了一体。那是我参与过的最和谐、最有趣的聚会。

如今，罗德尼搬进来已经有十多年了，我们仍在探索生命的微妙平衡，继续分享这份亲密的感情。值得庆幸的是，曾经的"斗牛比赛"如今已经变成了美妙的双人舞。

瑜伽体位串联：寻找平衡

我和罗德尼的磨合主要发生在瑜伽馆里。

我们定了几条基本原则。比方说，我带学生做课前冥想，介绍课程主题。如果这节课讲的是后弯，我就会谈谈有助于抬起胸腔的动作。然后，罗德尼会花几分钟说说注意事项，再引入一个哲学概念。

在这套串联动作里，我们纳入了各种各样的体式，试图在前曲与后弯、闭合式扭转与开放式扭转、吸气与呼气、内旋与外旋之间寻找平衡，在下行气（Apana）与普拉纳上行气（Prana）之间寻找平衡。我们在做主导动作时保留了反向动作的影响，深入探索了两者的微妙关系。比如，我们会在前曲时保留后弯的能量，反之亦然。每个人都有自己的偏好。罗德尼偏好后弯，喜欢听任身体自由伸展。后弯能激发能量，像他这样性格外向、爱喝咖啡的人喜欢后弯并不罕见。后弯能促进吸气，吸气能带来活力，激发热量。我个人偏好前曲，因为它能起到镇静、舒缓的作用，让人向内探索。由于前曲重视呼气，能让人放松，通常会吸引像我一样性格内敛、喜欢喝茶的人。但问题在于，如果我只练前曲，罗德尼只练后弯，我们就不可能找到平衡。你可以说这套动作是咖啡与茶的完美结合。

东方的很多疗法都是在男和女、阴和阳、明和暗之间寻找平衡。"哈他"（Hatha）最常见的译法是"太阳和月亮"，哈他瑜伽结合了日之阳气与月之阴气。我们希望这个练习能让你汲取两者的精华，找到真正的宁静。

冥想　盘腿坐在叠起的毯子上，左腿在右腿前方。观察你身体前方的空间。它是像有高高穹顶的大教堂，还是像破旧不堪的小房子？你有没有感觉到自己被拉向某个方向？你体内有没有什么东西会让你分心？请注意，交换两条腿的位置会改变身体前方的空间。现在，把右腿搁在左腿前方，注意出现的变化。专心观察，保持一分钟。

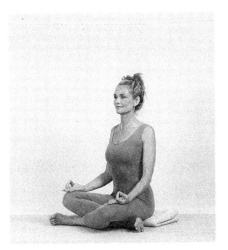

冥想

卧手抓脚趾腿伸展式　为站立体式做准备，右脚向上伸直，在脚上绑一根瑜伽带，左腿伸直，紧贴地面（a）。保持五次呼吸。右手拉住瑜伽带，向外拉伸右腿，再保持五次呼吸（b）。换另一侧做同样的动作。（如果你的腿筋绷得很紧，也可以把瑜伽带延长一些。）过渡到简易坐，右腿在左腿前方。

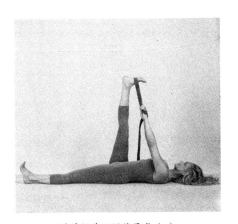

卧手抓脚趾腿伸展式（a）

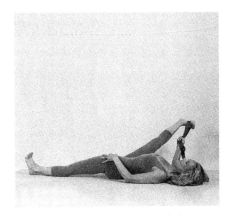

卧手抓脚趾腿伸展式变体（b）

简易坐加侧弯和后弯　右手撑地，离臀部大约一点五英尺（约四十五厘米）远，左臂向上伸展，向右弯曲。保持五次呼吸（a）。吸气，恢复直立。左手腕外侧紧贴右膝外侧，身体向右转，保持五次呼吸（b）。然后放低左肩，将其贴近左膝，右臂向上伸展，位于右耳的正上方。胸部向上抬起，身体微微向后仰，保持五次呼吸（c）。这种横向扭转体式能打开体侧，为后弯做好准备。换另一侧重复这三个动作，左腿在右腿前方，身体向左转。然后后退一步，过渡到下犬式。

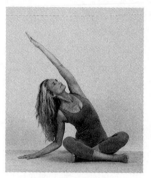
简易坐加侧弯（a）

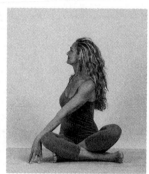
简易坐加扭转（b）

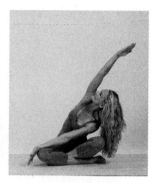
简易坐加扭转和后弯（c）

下犬式加侧弯　右膝弯曲，膝盖向左转，打开左侧身体。重心转移到右手和左脚上。保持五次呼吸。换另一侧重复同样的动作，保持五次呼吸。双脚迈到双手之间，过渡到山式。

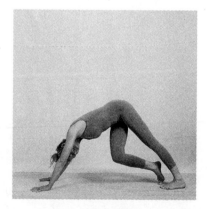
下犬式变体

展臂式变体　站立，双脚分开，与肩同宽，右手握住左手腕，向右侧伸展，身体微微向后弯曲。保持五次呼吸，然后在另一侧重复同样的动作。最后，右脚向右迈出三点五英尺（约一米零五）。

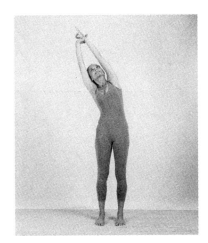

展臂式变体

三角伸展式　吸气，双臂侧平举，与地面平行，调整站姿，使双脚位于双手正下方。左脚右转十五度，右脚右转九十度。吸气，双脚紧贴地面，呼气，右手下垂，撑在放在右脚后面的瑜伽砖上（a）。左臂向上伸展，均衡地拉伸身体两侧。脚后跟用力蹬地，胸部向上抬起，肩胛骨向后缩。保持五次呼吸，然后左脚用力蹬地，恢复直立。换另一侧重复同样的动作。双脚并拢，回到山式（b）。吸气，双臂向上伸展（c），呼气，身体向前弯曲，过渡到站立前曲（d）。吸气，正视前方，呼气，后退一步，过渡到下犬式（e），然后双膝落地。

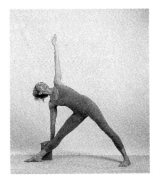

三角伸展式（a）

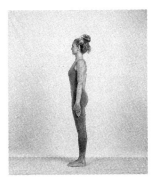

山式（b）

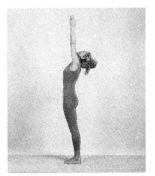

双手高举过头（c）

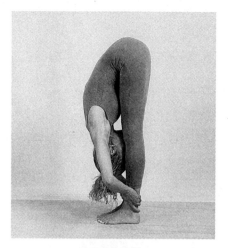

站立前曲（d）

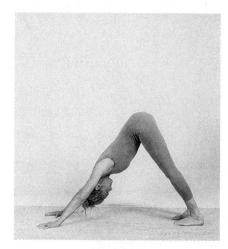

下犬式（e）

门闩式（Parighasana） 跪在瑜伽垫中间的位置，身体向左转，右腿向右伸展，右脚跟与左膝连成直线，右膝不要弯曲。右手沿着右腿向下滑，左臂向上伸展，高举过头，身体向右伸展，微微向后仰。保持五次呼吸，然后换另一侧重复同样的动作。然后以手杖式端坐。

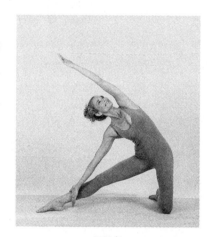

门闩式

头碰膝扭转前曲伸展坐式 左膝弯曲，膝盖指向左侧，分开双腿，双腿的夹角大于九十度。放低右肘，搁在右腿内侧，左手搁在脑后，转头向上看的时候为头部提供支撑。保持五次呼吸（a）。左臂沿着耳朵向右伸展，拉伸腰部，上半身拱起，微微向后仰（b）。保持五次呼吸，然后在另一侧重复这两个动作。回到手杖式，盘起双腿，退后一步，过渡到下犬式，然后俯卧在地。

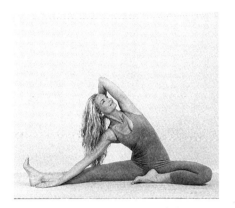 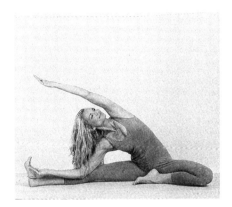

头碰膝扭转前曲伸展坐式（a）　　　　　头碰膝扭转前曲伸展坐式（b）

眼镜蛇式 肘部弯曲，双手撑在胸部两侧的地面上，指尖朝向瑜伽垫的前方。胸部向前抬起，过渡到眼镜蛇式准备（a），拉伸腰部。身体落下，重复同样的动作。每次保持两次呼吸。慢慢伸直双臂，过渡到眼镜蛇式（b），注意不要耸肩。重复同样的动作。每次保持两次呼吸。呼气，放松身体，双脚向后蹬，过渡到下犬式（c）。

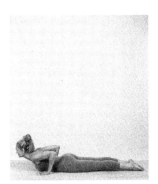 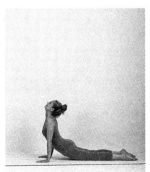 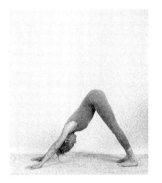

眼镜蛇式准备（a）　　　　　眼镜蛇式（b）　　　　　下犬式（c）

侧板式变体 改变身体重心，右脚外侧边缘着地，左腿搁在右腿上方，右臂撑地并伸直。左脚位于右脚后方，抬起左臂。左脚用力蹬地，尽量抬高臀部。打开身体正面，过渡到后弯体式，保持五次呼吸。在另一侧重复同样的动作，然后俯卧在地。

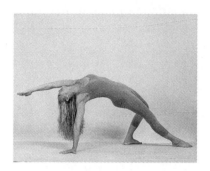

侧板式变体

弓式 膝盖弯曲，双手抓住脚踝。大腿抬起，离开地面，胸部向前抬起。保持肋骨紧贴地面，同时尽可能抬高双腿。保持三次呼吸。做完不对称的后仰扭转体式之后，这些对称的后弯体式能让骶骨恢复平衡。重复同样的动作，然后身体翻转，变成仰面平躺。

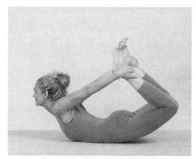

弓式

桥式辅助练习 弯曲膝盖，双脚着地，与臀部同宽，脚后跟贴近臀部。抬起臀部，将立起的瑜伽砖垫在骶骨下面，以自己觉得舒服为准。保持二十次呼吸。抬起臀部，取出瑜伽砖，身体落下。

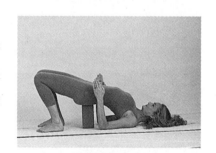

桥式辅助练习

仰卧屈膝放松 放下膝盖，双膝并拢。双手搁在腹部，观察五轮呼吸。

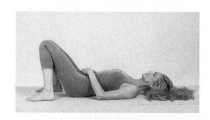

仰卧屈膝放松

卧手抓脚趾腿伸展式　我们要重新回到这个中立体式，在过渡到束角扭转和前曲体式之前让脊椎回到身体的中轴。在右脚脚掌上绑一根瑜伽带，右脚向上伸直，保持五次呼吸（a）。换另一侧重复同样的动作。然后再用右腿重复这个动作，但这次要用左手拉住瑜伽带，右手大拇指卡在腹股沟处，让右腿偏向左边两英寸（约五厘米）。保持五次呼吸，让右腿恢复中立位置，呼气，同时以仰卧起坐式变体（b）抬起头部和胸部，将其尽量贴近膝盖。保持三次呼吸。放松，用左腿重复同样的动作，然后身体向侧面翻滚，以手杖式端坐。

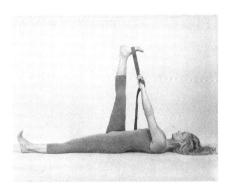
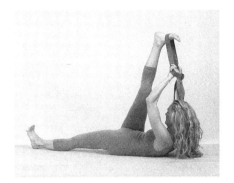

卧手抓脚趾腿伸展式（a）　　　　　　　　　卧手抓脚趾腿伸展式变体（b）

　　圣哲玛里琪三式　弯曲左膝，双脚着地，脚后跟尽量贴近右坐骨（a）。身体向左转，右臂抱住左膝，保持五次呼吸。在右侧重复同样的动作。请注意，腰背部是向前弯曲，而不是开放扭转。身体前倾，过渡到**深蹲**（b）。抬起臀部，过渡到站立前曲。

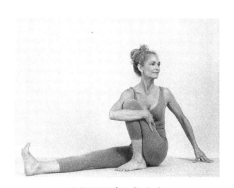
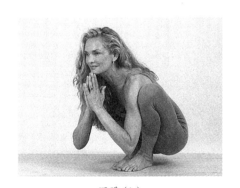

圣哲玛里琪三式（a）　　　　　　　　　　深蹲（b）

站立前曲　头朝下，双手抓住脚踝，在将脚踝向上提的过程中，双腿始终绷直。保持五次呼吸。

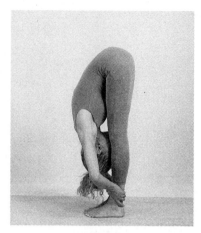

站立前曲

三角扭转侧伸展式　右脚后退一步，过渡到冲刺式，右手指尖着地，左手大拇指卡在左腹股沟处，身体向左转。后腿用力蹬地。保持五次呼吸。后脚迈到瑜伽垫的前半部分，在另一侧重复同样的动作。

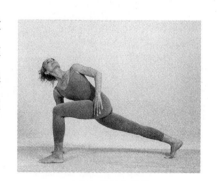

三角扭转侧伸展式

三角扭转侧伸展式变体　右脚后退一步，膝盖着地。身体向左转，右肘搁在左膝外侧，右手握拳，左手抱住右拳。保持五次呼吸。后脚向前迈出，在另一侧重复同样的动作，保持五次呼吸。向前一步，抬起身体，站在瑜伽垫的前半部分。

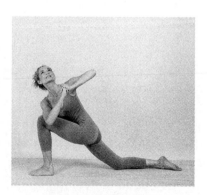

三角扭转侧伸展式变体

山式加狮子式，配合收腹收束法（Uddiyana Bandha）和收颌收束法（Jalandhara Bandha） 从山式开始，膝盖微微弯曲，双手撑在大腿上，用鼻子吸气，然后张大嘴，用力呼气，尽可能伸长舌头（a）。呼气完成后，放松膝盖，缩回舌头，低头，下颌尽可能贴近胸口，双手撑在大腿上，双臂伸直。收腹（b），保持很短的时间，然后放松腹部，吸气，回到山式站立。重复三次。如果你觉得头昏眼花，就马上停下来。在这个过程中，时不时穿插几次正常的呼吸，感觉自己的双脚，注意力放在某个静止的东西上。

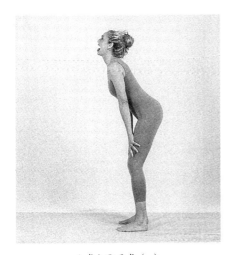

山式加狮子式（a）

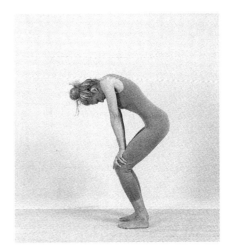

山式加狮子式，配合收腹收束法
和收颌收束法（b）

加强侧伸展式 右脚向右迈出，双脚保持平行，双手合十，搁在肩胛骨之间，或者双手分别抓住对侧手肘放在背后。左脚右转四十五度，右脚右转九十度，上半身倒向右侧。吸气，抬起胸部。利用后腿的力量，使上半身向前弯曲，位于右腿的正上方，保持五次呼吸。吸气，抬起身体，在左侧重复同样的动作。最后，双脚恢复平行。

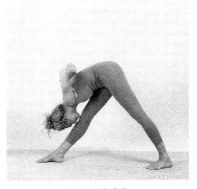

加强侧伸展式

三角扭转伸展式（Parivritta Trikonasana） 双手撑在髋部，左脚右转四十五度，右脚右转九十度，上半身位于右腿的正上方。抬起胸部，左臂沿着耳朵向上伸展，然后呼气，左手下垂，搁在放在右脚外侧地面的瑜伽砖上，右臂朝正上方伸展（a）。保持五次呼吸。吸气，身体恢复直立，换另一侧重复同样的动作。双脚恢复平行，并拢，站在瑜伽垫的前半部分。吸气，双臂向上举起（b），呼气，身体向前弯曲（c）。吸气，膝盖弯曲，正视前方（d）。然后后退一步，过渡到下犬式（e）。盘腿端坐，膝盖着地，坐在双脚后方的地面上。然后伸直双腿，过渡到手杖式（f）。

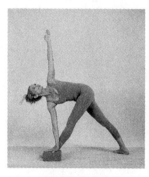

三角扭转伸展式（a）

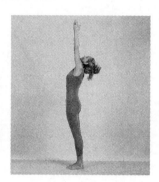

吸气时双臂上举（b）

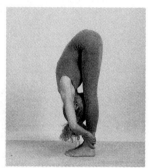

站立前曲（c）

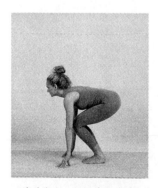

膝盖弯曲，正视前方（d）

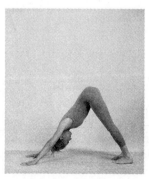

下犬式（e）

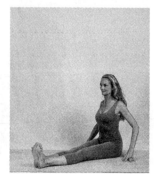

手杖式（f）

坐角式　双腿伸直，尽量分开，脚后跟用力向下压。身体尽可能向前弯曲，用双臂支撑身体，以自己觉得舒服为准。保持八次呼吸，然后坐起来，双手撑在身后的地面上。

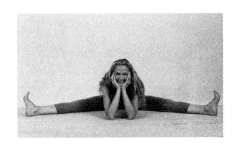

坐角式

束角式　弯曲膝盖，双脚脚心并拢，双手抓住双脚大拇趾，身体向前弯曲，腰部拉伸（a）。保持五次呼吸。吸气，上半身抬起，双腿伸直，过渡到手杖式（b）。

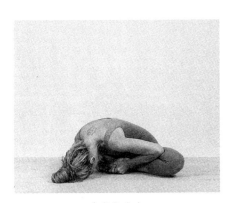

束角式（a）

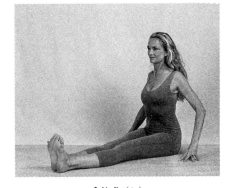

手杖式（b）

坐立前曲　呼气，身体向前弯曲。前曲体式是所有体式中最有活力的，所以一定要确保身体灵活，呼吸顺畅。保持十次呼吸。

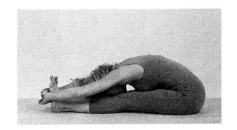

坐立前曲

冥想与调息　坐在叠起的毯子上。感觉气息在胸腔里从前向后移动。呼气的时候，保持胸腔打开。重复五次。再做五次正常的呼吸。接下来，引导吸入的气息，让它在胸腔里从一侧扩散到另一侧，保持五次呼吸。再做五次正常的呼吸。吸气时拉伸脊柱，呼气时压缩脊柱。重复五次。回到正常呼吸，观察气息在身体周围扩散，但不要试图操纵它们，保持一分钟。

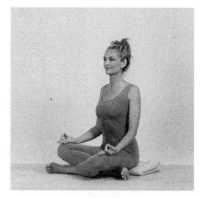

冥想

下一个平衡呼吸的实验叫作左右鼻孔交换呼吸法（Nadi Shodana）。右手放在脸上，十指放松，用两个鼻孔吸气，然后右手无名指堵住左鼻孔，只用右鼻孔呼气。用右鼻孔吸气，然后用右手大拇指堵住右鼻孔，只用左鼻孔呼气。然后左鼻孔吸气，右鼻孔呼气。练习八轮。再用右鼻孔吸一次气，然后松开手，用两个鼻孔自然地呼气，头部保持正常的位置。自然呼吸五次，然后静坐五分钟，感受胸腔里敞开的空间，它能包容生活中的任何挑战。

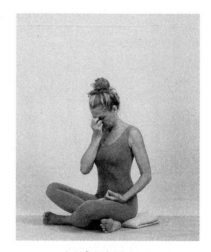

左右鼻孔交换呼吸法

挺尸式　用瑜伽带将双腿绑在一起，带子绑在大腿中部，使双腿保持平行。在膝盖下面垫一个抱枕，缓解背部的僵硬。让身体保持平衡，感到舒服。观想自己体内的每个细胞，在保持警觉的同时放松身体。

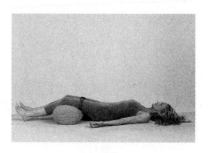

挺尸式

我刚刚开始和罗德尼交往的时候，送过他一张露辛达·威廉姆斯的精选CD，里面的主打歌成了我们的最爱。那首歌说的是深入挖掘内心，寻找你的本质。

　　瑜伽给我们提供了探寻自身本质的路标和剥开层层伪装的工具。我们越是沉湎于旧习惯，就越容易偏离中心。很多瑜伽老师都说，那里才是"真我"的所在。在瑜伽中，我们称之为"sat guru"，也就是"始终在身边的古鲁"。我常常用传统的吉瓦穆克提梵唱"Om bolo shri sat guru bhagavan qui"结束一堂课，它的意思是"我敬拜内心真正的老师"。学员们会充满激情地以"Jai"回应，它的意思是"对"或"哈利路亚"。

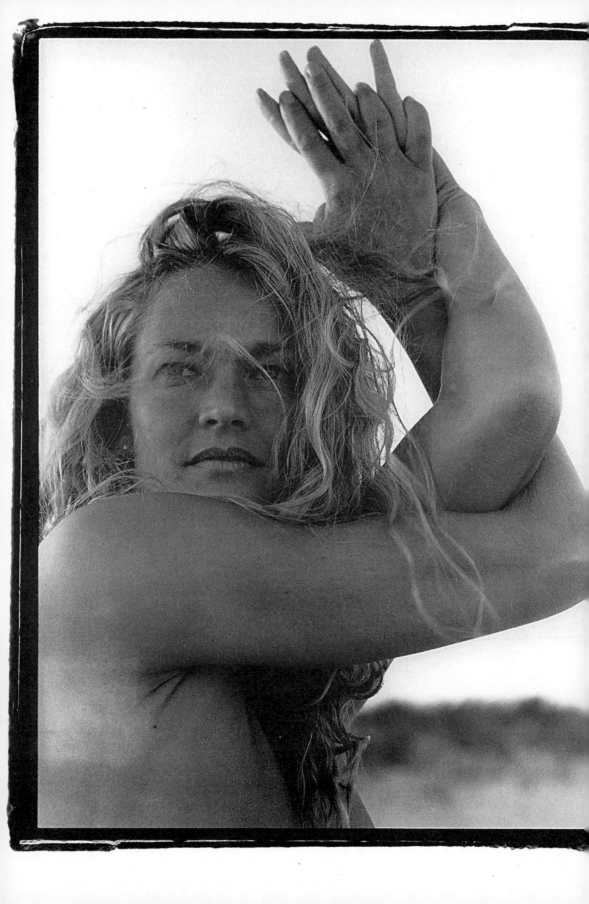

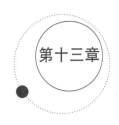

第十三章

女人

我们最深切的恐惧，不是我们能力不够，而是我们强大到不可估量。让我们感到恐惧的不是黑暗，而恰恰是曙光。我们扪心自问：我何德何能，怎么可能变得聪明、美丽、才华横溢、卓越非凡？但你为什么不可能变成这样？

——玛丽安·威廉姆森①《爱的回归》

我家所有的女人都会很早进入更年期。从四十二岁开始，我就饱受潮热和盗汗的折磨。我知道，有些人在背后说我脾气古怪、情绪不稳定。事实上，我只是不想再忍受过去一直忍着的东西了。过去我会保持沉默，现在我则会直抒胸臆。我再也不是过去那个沉默不语的漂亮姑娘了，过去的我已经一去不复返，或者说是发生了根本的变化。我爱上罗德尼，和前夫离婚，正好跟进入更年期是同一时段。我认为这不是巧合。女人到了更年期，通常就不太愿意扮演社会分配给自己的角色了。在这个阶段，我们精力充沛，想做出改变。我的好朋友，妇女保健医生克里斯蒂安·诺思拉普称这个阶段为"揭开激素的面纱"。这既能让人得到解脱，也会让人惴惴不安。

---

① 玛丽安·威廉姆森（Marianne Williamson，1952—　），美国作家、演说家、精神导师。

更年期不是危机，不是疾病，而是一种突破。我们应该意识到，更年期并不意味着失去生育的能力、美丽的容颜和生活的意义，它意味着获得智慧、发出心声和揭露真相。世界上有五亿多已经度过更年期的妇女，仅在美国就有五千多万。我敢打赌，很多人都在这段时期实现了人生的重大转折。

人到中年，我的变化是全方位的。我的嗅觉变得更敏感了。我过去喜欢的气味，比如香水和精油蜡烛的味道，现在一闻到就反胃。我爱上了奶酪和鸡蛋。进入更年期之前，我的性欲和排卵周期息息相关，每当身体为怀孕做好准备时，我就会性欲高涨。进入更年期之后，我变得更注重诱惑、体验和快感了。就连我走路的方式也发生了变化。进入更年期之前，我走路时总是踮着脚尖，蹦蹦跳跳，就像想取悦主人的小狗一样。进入更年期之后，我走路时是脚后跟先着地，昂首阔步（这是我亲戚朋友们的说法），不再那么急于讨好别人了。

现在，我也不那么关心别人的看法了，但我发现自己很需要其他女人的支持。当我的婚姻走向终结，我和罗德尼的恋情被公之于众时，妈妈、姐姐和好友艾达成了我的倾诉对象。作为女人，她们能理解我受伤的内心。

女人需要其他女人。我们偶尔也需要卸下肩头的重担，甚至是崩溃一下。只有跟其他女人在一起，我们才能做到这一点。当男人不在身边的时候，我们才能获得真正的解脱。无论生活中发生了什么事，我们都能成为彼此坚实的后盾。

当女人们坐在一起分享人生的时候，变化就发生了。纵观历史，女人在缝纫小圈子或运动场旁边，一直是这么做的。如今，我们都忙着做女强人，很少有时间见女友。事实上，女人们聚在一起聊天、欢笑和哭泣是很有意义的。

∧ – ∧

十五年前，几个女学生请我办一次仅限女性参加的瑜伽静修营。起初我很抗拒，因为我还是跟男人待在一起比较舒服，不确定这种静修营会不会有效果。我觉得很没有安全感，因为那些女人要么是律师、医生、政治家，要么是新闻主播、好莱坞制片人，跟我完全不是一类人。但最后我还是点了头。我发现，这些女人和我一样，有很多的烦心事，想卸下厚厚的盔甲，摆脱日常生活的束缚。

多年以来，我渐渐意识到，仅限女性的瑜伽班有着不可估量的变革潜力。变革是循序渐进的，需要师生相互信任。我们大多数人一辈子都会抓住"自己的"东西不放，正是这些东西妨碍了我们真实地表达自己，让我们总觉得有必要向别人道歉。通常，我们并不知道妨碍自己的是什么东西，因为它在我们体内藏得很深。

如今，我每年都会在墨西哥办一次仅限女性参加的瑜伽静修营。第一天下午，四十多个女人汇聚在能俯瞰加勒比海的瑜伽教室里，席地而坐，围成一圈。我开玩笑地称之为"可怕的分享圈子"。你或许会害怕和人分享，但这件事非常重要。每个女人都要做自我介绍，说说自己从哪里来，为什么来参加活动。参与者既有十来岁的小女生，也有八十多岁的老妇人，但大多数都是中年人，面对着职业生涯的转折、垂死挣扎的父母、疲惫不堪的婚姻、经常闹事的小孩子、离家上大学的大孩子，还有更年期和衰老带来的翻天覆地的变化。有些人想要理解生活中的意外转折，有些人已经筋疲力尽，想要重新建立与自身和大自然的联系。还有一些人正面临重大决策，需要理清头绪。当然，也有一些人只是想跟其他女人一起做做瑜伽，吃点健康食品，晒出健康的肤色。

"分享"会让大多数女人觉得紧张。很多人在工作中都会公开演讲，但一说到个人私事，她们却开不了口。每个人在开口之前都会想好要说什么，但说完之后又会后悔没说别的事。然而，奇迹发生了。当最后一个人分享完自己的经历后，每个人脸上都充满了同情。仅此一点，参加静修营就是值得的。

每年的瑜伽静修营都有一个主题，去年的是宽恕。在此之前，我们还探讨过孤独、创伤、秘密，等等。我让大家每人准备一本日记本，每节课后花二十分钟写日记。每位参与者每天都得上五小时的课，这是强制性要求。瑜伽教室成了能够释放压力的亲密场所。我们向内探索得越深入，就会变得越脆弱。只要有一个人选择退出，整个气氛就会大打折扣。体位法、调息法、冥想和记日记让我们流汗又流泪，促使我们去探寻、思考和分享。很多人每年都来参加。我们彼此支持，携手度过了生活中的高潮和低谷。

每个人的创伤和秘密都藏在体内不同的地方。在静修营里，我们会系统地梳理身体，用串联动作打开目标区域，比如髋关节和心脏。课后，我们会记下那个地方可能潜藏的东西。正如罗德尼所说，每个人内心深处都有一个地方是不能触碰的。在女性瑜伽静修营这个安全的避风港里，我们有瑜伽和其他伙伴的支持，能够慢慢探索那个地方。随着回忆和秘密渐渐被揭露，情绪开始肆意宣泄，或许还会有其他东西浮现出来。

有一年，第一节课刚上到一半，就有个女人哭着跑了出去。这个女人是某个领域的知名人士。她径直冲进了海里，扯下衬衫，掷向海浪，一边流泪一边大喊。她将自己的屈辱借由衬衫抛了出去，无垠的海洋包容了它们。她当时体重大概两百多磅（约一百八十斤）。她赤裸着双乳，自豪地破浪而行。后来和大家分享的时候，她说自己在出发前一天发现丈夫有外遇，而这已经不是第一次了。回家后，她彻底扭转了人生。她减掉了五十多磅（约四十五斤），离开了丈夫。作为曾经的受害者，她现在表示："我正在寻找一种方式，努力做个诚实的母亲和有同情心的前妻，努力原谅过去那个缺乏自尊的我。"

女人常常在瑜伽教室里流泪。如果我们能更加真诚地向内探索，或许就能更加真诚地表露心声。要是人不说真话，那语言有什么用呢？如果一个人活得真实，大家都能感觉得到。这会触动我们的内心，促使我们吐露自己的秘密。

∧－∧

一直以来，我都不敢表露心声。在生活中的很多方面，我都把发言权交给了男人。随便看一部有模特角色的电影，你就会发现，她说的话不是特别愚蠢，就是特别肤浅。人们有一个刻板印象，那就是模特是用来看的，而不是用来听的。

我努力扮演这个角色，但始终感觉很糟糕。我的五个兄弟都非常聪明，在这样的家庭长大，让我变得很坚强，但也让我觉得我不该开口说话，因为他们对我想说的东西不感兴趣。直到去年，我们家庭网站的大标题还是"泽洛兄弟"。姐姐跟我提到了这一点，然后我们一起提出了抗议。现在，标题已经改成了"泽洛兄弟（姐妹）"。（佩吉和我正在四处游说，努力把括号也去掉。）

刚开始教瑜伽的时候，我就意识到，生活教会了我很多宝贵的东西。课堂上，我会大胆地讲述自己的亲身体验。我会高声吟唱，将梵唱献给象头神犍尼萨①，请它帮我们消除业障。就像莎朗和大卫预言的，我五音不全的梵唱激励了其他人。他们就算乐感不强，也敢大声吟唱了。

二十年前，全国瑜伽大会上的教练大多是男性，参与者百分之九十是女性。但男性不理解女性的生理周期，不懂得缓解流产后的子宫疼痛，不知道来月经、生孩子、度过更年期是什么感觉，不明白女人被男人背叛后的心痛。而且，女人的肩部、膝盖、髋关节、踝关节的结构都和男人不一样。

大自然是充满感性的，身体顺位和串联动作应该体现这个特征。女人生来就比男人更容易理解这一点。我在跟随安吉拉·法默和帕特里夏·瓦尔登学习时突然灵光一现。安吉拉让我们用一种循环往复、充满快感的方式探索身体的流动性。她上的不是那种"一刀切"的瑜伽课，不会教给学生具体的伸展角度。这很符合女性的需求，非常讲究感性。她通过言传身教，教给了我们很多东西。帕特里夏则是从很直观的角度教课，关注女人的特殊情感需求。

如今，全国瑜伽大会的参与者大多是女性，女教练的比例已经超过了一半。

---

① 象头神犍尼萨：印度教及印度神话中的智慧之神、破除障碍之神。

到了更年期，女人更应该表露心声，而不是沉默不语。我们与体内的能量建立了联系，要说的话也就更多了。克里斯蒂安·诺思拉普博士是这样描述的："激素水平的变化会影响大脑，使女人的视觉变得敏锐，能看见世上的不公平与不公正，也使女人有了自己的声音，想要讲述自己的故事……她们发现了潜藏的智慧，获得了表达的勇气。揭开生殖激素构成的朦胧面纱之后，女人的青春火焰会被重新点燃，被长期压抑的欲望和创造力也会爆发出来。更年期会带来火山喷发般的能量，它只需要一个出口。"

阿门！更年期是我们的成年礼，赶紧好好庆祝吧！

瑜伽体位串联：相信直觉，敢于发声

我教的课不再仅限于肢体活动，或是锻炼身体。身体指导着我的教学。我可以很高兴地说，大多数情况下，我都懂得如何倾听自己的身体。如今，我的身体已经变得更敏感，也更包容了。年轻的时候，你的身体能忍受糟糕的动作和大胆的体式。随着年龄渐长，身体得到反馈的速度会越来越快。过去，我忽视自己的直觉，不想遵从合理的指示，生怕别人觉得我蠢。当我们忽略身体发出的信号时，问题就会层出不穷。

通常来说，更年期的荷尔蒙变化开始于绝经前六年，绝经后还会持续很多年。所以说，女人一辈子有十分之一的时间都处于更年期。就像所有的转变一样，这个过程很难熬。更年期的常见症状包括盗汗、疲劳、糊涂、焦虑、烦躁、抑郁和失眠。我们的肌肉会失去力量，关节也会变得僵硬。

这套串联动作能有效缓解这些症状，帮助女人聆听身体发出的信号。这套动作不但能放松神经系统，还对增加肌肉力量有一定的疗效，让失去弹性、不再紧致的盆底肌重焕青春活力。康复性体式能减少应激反应，提高血清素水平，有助于缓解失眠和情绪波动。前曲体式能让你自由呼气，放松身体，缓解失眠。还有些体式能帮你打开咽喉，找到发声的渠道。

不要再和其他女人争得你死我活，而是与她们携手共进。这将带你进入人生的下一个阶段，获得真正的解脱。后退一步，海阔天空。相信自己的直觉，观察自己的身体和呼吸，发现（或重新发现）你的声音，让瑜伽滋养你的身心。

双角式　站在瑜伽垫的前半部分，右脚向右迈出三英尺（约九十厘米）。双手撑在髋部，吸气，抬起胸部。呼气，身体向前弯曲，头部搁在地面（a）或一两块瑜伽砖（b）上，以头部和颈部感到舒适为准。保持双腿灵活，不紧绷。保持三分钟，然后低下头，双脚向内侧移动，直到与髋同宽。

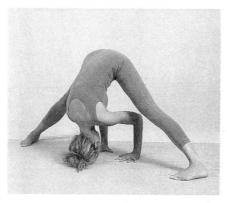
双角式（a）

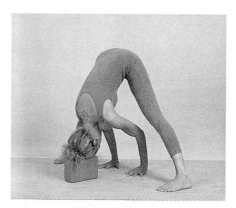
配合瑜伽砖的双角式（b）

站立前曲　根据自己需要的高度调整瑜伽砖的摆放方式，头顶在瑜伽砖上，保持三分钟（a）。保持低头，身体转向瑜伽垫的正面，双脚后退几步，过渡到下犬式（b）。保持一段时间，直到你弄清头部处于哪个位置比较舒服，好把瑜伽砖垫在下面。把瑜伽砖垫在头部下方，双臂和双腿伸直，保持灵活不紧绷（c）。这些体式能给大脑带去新鲜的血液和能量，有助于你厘清模糊的想法，还能强健双腿，调整盆底肌。保持两分钟，然后双膝着地，去拿一只瑜伽抱枕。

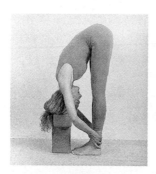
配合瑜伽砖的站立前曲（a）

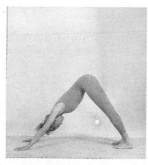
下犬式（b）

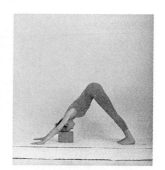
配合瑜伽砖的下犬式（c）

婴儿式辅助练习　臀部坐在脚后跟上,双膝分开。用瑜伽抱枕的一端顶住骨盆,身体趴在上面。头先转向一侧,再转向另一侧,每一侧保持一分钟(a)。非常缓慢地坐回脚后跟上。保持三次呼吸,然后连续做这四个动作。盘腿坐在双脚后方的地面上,然后伸直双腿,过渡到**手杖式**(b)。

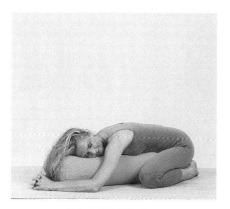

婴儿式辅助练习(a)

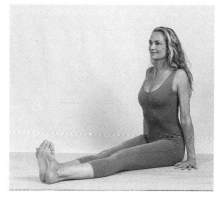

手杖式(b)

　　头碰膝前曲伸展式　坐在叠起的毯子上,左膝深度弯曲,左脚碰到左大腿内侧(如果可能的话),双腿的夹角大于九十度。在右腿正上方放一只瑜伽抱枕或一把椅子,把前额搁在上面,身体向前弯曲,保持两分钟。换另一条腿重复同样的动作。这个体式能让头脑冷静下来,缓解焦虑和烦躁。吸气,坐在毯子边缘,过渡到手杖式。

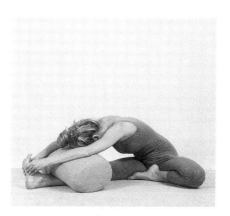

头碰膝前曲伸展式

坐立前曲式　调整瑜伽抱枕或椅子的位置，在身体向前弯曲的时候，用它们支撑前额。这个体式能让你向内探索。保持五分钟。

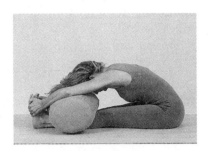

坐立前曲式

半犁式辅助练习　将三条毯子叠好搁在地上，在离毯子边缘两英尺（约六十厘米）的地方放一把椅子。仰面平躺，肩膀靠近毯子边缘，头部和大部分的颈部都在毯子外面。摆动双腿，高抬过头，脚趾搁在椅座上，双手撑在背部，上臂搁在毯子上（肘部不要张开）。保持两分钟，然后慢慢滑下毯子。这个体式能缓解颈部、背部、肩部的紧张。双手搁在腹部，观察五轮呼吸。

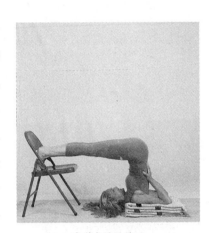

半犁式辅助练习

仰卧束角式辅助练习　使瑜伽抱枕垂直于瑜伽垫，坐在瑜伽垫前方叠起的毯子上。双脚脚心合拢，膝盖尽量张开，下面垫上瑜伽砖。仰面平躺在抱枕上，头下面再垫一条毯子。如果你觉得身体暴露得太多，也可以用毯子盖住小腹。保持五分钟。

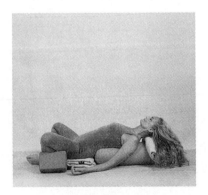

仰卧束角式辅助练习

倒手杖式（Viparita Dandasana）　在瑜伽垫上放一把椅子，离墙大约一英尺（约三十厘米），面朝椅子端坐。在墙边放两块中等高度的瑜伽砖，椅子前腿附近放一只瑜伽抱枕。在椅座上铺一条毯子，坐下，双腿穿过靠背和椅座之间的空当。双脚踩在瑜伽砖上，膝盖微微弯曲，臀部朝着墙壁移动，直到骶骨抵住椅背。上半身向后靠，肩胛骨卡在椅座前方的边缘。头部放松，向后仰，靠在抱枕上（你可能需要在抱枕上加一条叠起的毯子）（a），保持一到三分钟，双臂向上伸展，高举过头，或者抓住椅子两侧。这个体式能打开喉咙和胸腔。抓住椅子两侧，肘部向下压椅座，用头部牵引上半身，慢慢坐直。然后低头静坐，保持几次呼吸。如果这个体式太难做，你也可以做鱼式变体，将抱枕垫在肩胛骨下面，向后躺下，双腿伸直，紧贴地面（b），保持一到三分钟。

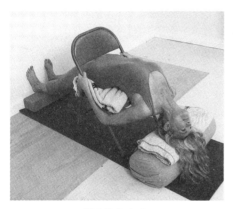

倒手杖式（a）

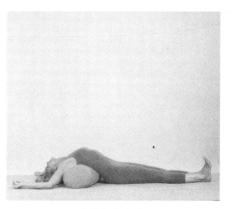

鱼式变体（b）

倒剪式辅助练习　侧身靠墙坐好，双腿沿着墙壁抬起，同时仰面平躺。膝盖微微弯曲，垂直于墙壁用力，利用双脚的力量抬起骨盆。在骶骨下面垫一块瑜伽砖，离墙大约六英寸（约十五厘米）远，坐骨悬在瑜伽砖和墙壁之间。双臂和双手放松，搁在地面上，掌心朝上，保持三分钟。这个体式能促进血液流回心脏，缓解双腿的疲劳，促进消化和血液循环。对我来说，它还能刺激性欲。

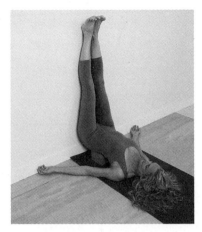

倒剪式辅助练习

　　挺尸式　用瑜伽带把双腿绑在一起，带子绑在大腿中部。在大腿根上面压一个沙袋。使瑜伽抱枕垂直于瑜伽垫，身体躺在上面，用叠起的毯子做枕头。保持五分钟。

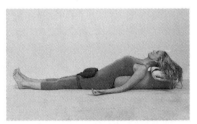

挺尸式

　　练习清凉调息法之后冥想。用舒服的姿势盘腿端坐，伸出舌头，然后卷起舌头，用卷曲的舌头吸入空气。舌头能否卷起，完全取决于遗传基因。如果你的舌头卷不起来，那就伸出舌头，用舌头吸入空气，用鼻孔呼气。练习十次清凉调息法，然后静坐，保持几分钟。这种呼吸法能缓解更年期的燥热症状。呼吸是身体与心灵之间的桥梁。请关注你的身体，注意你在做这个练习的时候想到了什么。静坐五分钟。

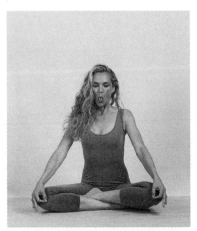

练习清凉调息法之后冥想

唱诵六字真言"唵嘛呢叭咪吽"，持续两分钟，声音从小到大，再慢慢变小。这句话的意思是"敬拜莲花座上的宝珠"。然后静坐一分钟。你可以决定莲花座摆在什么地方，并向自己揭示独一无二的宝珠。

我们有能力改变对衰老的看法，但这种改变要从内心开始。迟钝和退化不是衰老的必然结果。我见过很多二十岁的年轻人，他们比七十岁的老人还要迟钝。瑜伽能帮我们优雅地老去。通过保持身心的流动，我们可以活出精彩，感受生活的美。瑜伽教会了我求真求实，并大声地说出来。我希望这套动作也同样能帮到你。

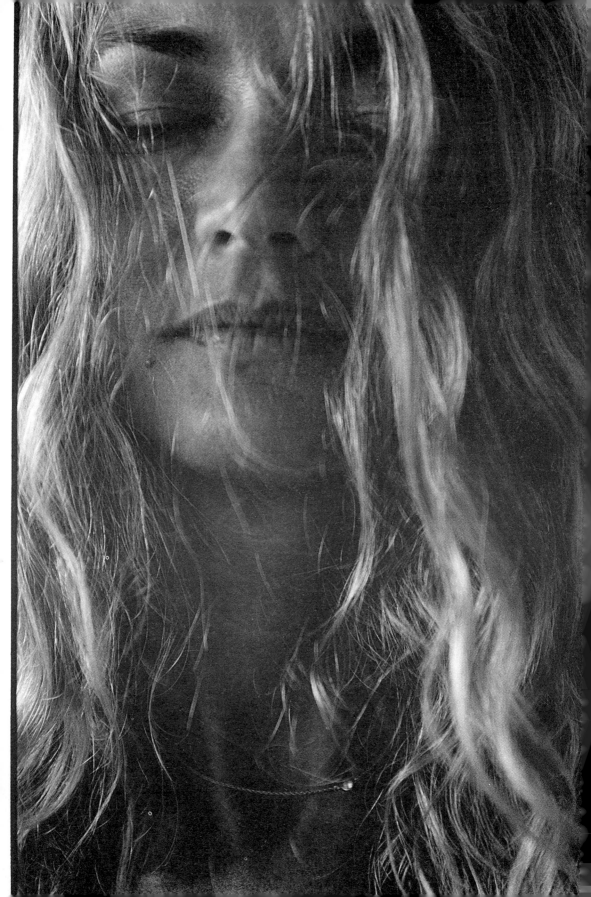

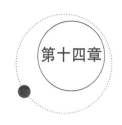

第十四章

平和

学生们，告诉我，神是什么？他是呼吸之中的呼吸。

——卡比尔[1]《呼吸》

结束大学第一年的学业后，蕾切尔回家来过暑假。她在本地的一个帆船训练营当老师，每天八点就要打卡上班。每天早上七点，我就会爬上她的床，把她叫醒。我会用胳膊搂住女儿，感受她甜美的呼吸。过去的九个月里，我每天都在想念她。我搂着她的时候，突然发现她的胸部在上下起伏。我抬起头来，刚好看见她的泪水沾湿了枕巾。我没有问她为什么哭，因为即使我问了，她也不会回答。我只是继续搂着她，让她痛快地哭出来。

后来，她告诉我，她每天醒来都会胃疼。她觉得很有负罪感，觉得要么是她伤害了别人，要么是她学习不够努力，或者吃的垃圾食品太多。我惊呆了，僵住了，心碎了。难道我把妈妈传给我的负罪基因传给了蕾切尔？我还以为自己成功避免了呢！我再一次觉得，我这个妈妈做得很失败。

---

[1] 卡比尔（Kabir），15世纪印度诗人、圣者。本诗转译自美国诗人、作家罗伯特·勃莱（Robent Bly）的翻译。

仿佛就在昨天，我还用童车推着蕾切尔在纽约市里乱逛。我满心幸福，但又非常焦虑：我何德何能，怎么能做别人的妈妈？当时，我妈妈刚好来纽约看我。她告诉我："时间过得很快，科琳。在你还没意识到的时候，她就要去上大学了。接下来才是最难熬的阶段——你再也不能从门缝偷偷看她，听她的呼吸声，知道她是安全的了。"在担心孩子的时候，做妈妈的都会失去理智。孩子前一秒还让我们开心无比，后一秒就会伤透我们的心。做父母就像练瑜伽，需要耐心、自律和奉献。这条路坎坷万分，而且没有终点。孩子才是终极的瑜伽老师！

佛家的"四无量心"就像是为父母量身定制的：我们能以"慈"（Maitri）面对幸福，以"悲"（Karuna）面对痛苦，以"喜"（Mudita）面对善行，以"舍"（Upeksha）面对恶行。作为一个母亲，我有些事做对了，有些事做错了。我努力不让自己纠结于此，却怎么也做不到。如果没有慈爱、悲悯、喜悦和平静，我们的内心就会备受折磨。

无论蕾切尔是在沙坑里玩的时候被人抢走小桶，还是上九年级的时候被班里的女生欺负，我都不知道怎么帮她摆脱痛苦。有一次，我在加拿大参加瑜伽大会，突然接到了她打来的电话。我几乎听不清她说的话，因为她一直在抽泣。她问我，自己究竟是哪里做错了。她想知道，为什么无论她端着午餐托盘坐在哪儿，同桌的女生都会起身离开。整个食堂的人都能看见她们，这让她备感耻辱。她被人欺负了，这让我心碎不已。后来，有一天早上，她换了个新打扮，梳着发髻，戴着丁零当啷的大耳环。见我一副吃惊的样子，她对我说："妈妈，你知道吗，反正没人喜欢我，我想扮成谁都可以。"难道她当时已经在探讨瑜伽中的"我是谁"这个问题了？

直到今天，蕾切尔也没有彻底原谅我，因为我离开了她父亲，还在罗德尼的事上对她撒了谎。但我一直在努力原谅自己。吉瓦穆克提瑜伽的创始人莎朗·甘农常说："吸气，吸入'放'；呼气，呼出'下'。"吸气，吸入我的愧疚；呼气，呼出我的谅解。吸气，吸入学校小霸王的坏；呼气，呼出对她们的爱。

这是一种古老的佛教禅定法"自他交换法"（Tonglen）的现代版本。我们通过呼吸与自己和他人的苦难建立联系。吸气的时候，吸入苦难与痛苦；呼气的时候，呼出慈悲与善意。直到今天，我还会试着把梵唱献给那些小霸王，那些让蕾切尔生活在水深火热之中的坏女孩。不过，这个念头会卡在我的喉咙里。我只好在唱完"唵"之前把它改献给其他人。我们无法原谅她们，所以伤到了自己。但是，奉献必须是真心诚意的。

执着和厌恶会使我们脱离当下。我听说过，读到过，也体验过这一点。我第一次送蕾切尔去学前班的时候，执着和依恋的感觉尤为强烈。无论是专注于呼吸，还是想象脚踏实地，都无法让我消除这种感觉。第一次送她去大学，走在宿舍走廊上时，我又出现了同样的感觉。我真想跑回去，紧紧抓住她，叫她不要长大，不要离开我。然而，我还是继续向前走去。每走一步，空气都会变得更凝重，呼吸都会变得更不畅。吸气，吸入"放"；呼气，呼出"下"。深长地呼吸，学会放下。

过去的二十八年里，我一直在研究和练习瑜伽，避免对无常过于执着，并且专注于恒定不变的东西——可以称之为"高我"（higher self）、爱、灵魂、上帝、神明、真正的老师、本质、自然本性或瑜伽心，随便怎么称呼都行。在理智层面，我知道该怎么做。但当女儿离家上学，妈妈离开人世时，我还是感到了无尽的痛苦。这些时候，是瑜伽救了我。有时，我会特别不想练瑜伽。我的建议是，出现这样的感觉时，强迫自己去上瑜伽课。如果你没有报班，那就铺好瑜伽垫，站上去，动起来，或者用挺尸式，与自己的身体和呼吸建立联系。

∧ – ∧

2011 年 12 月 12 日，我接到了姐姐佩吉打来的电话。她的声音听起来很奇怪，显得非常正式。"科琳，妈妈出事了。她现在在医院，我们不知道她能不能挺过去。"

我无法接受这个事实。妈妈刚刚庆祝完她的八十岁生日。

当天早些时候，她还在买圣诞礼物。她给我发了好几条短信，问我该给孩子们买什么。那天早上，她和佩吉一起吃了早餐，问给佩吉安排的约会进展如何（佩吉相濡以沫三十一年的丈夫在前一年突然去世了）。佩吉告诉她，约会很顺利，她确定自己会嫁给这个男人。妈妈很开心。她知道，自己的孩子都很安全，很幸福。

当天下午，爸爸听见她在卧室里跟朋友通电话，但屋里突然没声音了。他推门进去，想看看是怎么回事。只见妈妈瘫坐在椅子上，话筒掉在了地板上，人已经没心跳了。爸爸打了911，在接线员的指导下给妈妈做了心肺复苏。救护车赶到的时候，妈妈已经恢复了心跳，但脉搏还是很微弱。

当天早些时候，我和罗德尼开车去萨格港的杂货店买东西。有头鹿一瘸一拐地穿过马路，走到我们的车前面。它断了一条腿，看上去像灵魂出窍了一样。当时，我转身对罗德尼说："妈妈不行了。"仅仅几小时后，佩吉就打来了电话。

第二天一早，我就和蕾切尔飞去了印第安纳的韦恩堡。走进病房的那一刻，我看见了妈妈眼中的留恋。小时候，我看着她为消逝的大树流泪，也有过同样无助的感觉。不过，现在我能帮助她了。我把乳香油抹在手上，爬上病床，抱住她的头，让她看着蕾切尔。我给妈妈做灵气理疗的时候，她们俩一直双目相接。我努力稳住呼吸，妈妈的呼吸也和我一样舒缓了下来。那一刻异常美妙，但又令人心痛。

辅助呼吸机让妈妈的生命延长了五个多星期。显然，她已经厌倦了自己的躯体，准备要得到彻底的解脱了。躯体是神赐予我们的礼物，但仅限于这短短的一辈子。等我们死去，灵魂离体后，躯体会留下来，等待火化或土葬。妈妈一辈子过得很坎坷，但也很充实。她养育了七个孩子，毫无保留地爱着一个男人，为自己的信仰奉献了一生。在1月一个寒风刺骨的清晨，医生告诉爸爸，妈妈的肾脏已经衰竭了。爸爸跪在妈妈床边，最后一次亲吻他的毕生挚爱。

长大后，我们都知道妈妈有朝一日会离开。我本以为瑜伽已经让我学会了"放下"，因为我懂得万物都在变化，我们能做的只有活在当下。我本以为每天都练的挺尸式让我为真正的死亡做好了准备。那么，为什么我还会感到失落、寂寞、悲伤、背叛、愤怒？我花了三十年时间，通过体位法和调息法与身体建立联系，研究瑜伽哲学里的"执着"和"不执着"，但最后还是哭成了泪人。

我很感激乔安·哈利法克斯禅师的教导。她说，面对死亡的时候，我们需要有宽厚的脊背与柔软的内心。我没有像过去那样逃避或麻木不仁，而是像乔安和佩玛·丘卓禅师建议的那样，坐下来与痛苦共处。有一种揪心的感觉从我腹中一直升向喉头。我仰面朝天躺下，背部紧贴地面，心胸保持柔软，感受佩玛·丘卓禅师所说的"慈悲心"。当你意识到痛苦不只是你的，还是所有人的，你才可能触摸到它。认识到悲伤、愤怒和心碎是每个人生活中不可或缺的一部分，这就是怜悯心和同情心的缘起。我最喜欢拉萨尼·雷阿的一句诗："圆满源于破碎。"

妈妈骤然离世带给爸爸的悲伤，跟他对妈妈的爱意一样强烈。他撕心裂肺的哭喊声响彻房间。我想起了一位著名的印度大师丧子后的故事。信徒看见大师每天都在哭泣，没有办法诵读讲经。有个学生忍不住问："大师，为什么像您这样的得道高人还会哭？"大师回答说："哭是因为我很伤心。"如果一个人自己都麻木不仁，那又怎么能让别人开悟？如果你没有任何情绪，你就没有真正活着。

∧–∧

当孩子上学离家，亲友离开人世，身体病痛不断，职业发生变化，爱人受到伤害，国家面临战争，自己筋疲力尽的时候，我们如何寻找内心的平静？如何过上充满感激和爱意的平静生活？当外界万物纷纷崩塌的时候，最重要的是找到内心的平静。平静始终存在，只是深埋在你心中。有时候，它上面覆盖着一层层外壳。痛苦挣扎的时候，你需要通过练习找到平静。当世界分崩离析的时候，你练得越勤，就越容易找到平静。

"学会知足！"有一天，光是听见杰森·伊斯贝尔唱出这句歌词，我就感到了出奇的放松和自在。我不知道也不关心他在说什么。他唱出的"包容我吧，学会知足"让我有一种醍醐灌顶的感觉。从那时起，每当我"不满足"的时候都会默念这句话。

在我看来，"学会知足"就是瑜伽核心问题"我是谁"的终极答案。无论是在练瑜伽时还是在生活中，这句话都激励着我勇往直前。它让我觉得自己什么事都能做到，因为我没有东西可以失去，也没有东西可以获得。我已经圆满了！我可以停止挣扎，直视大半辈子都藏在恐惧、不知满足、矫枉过正和完美主义背后的自己。

为什么我们会担心自己做得不够？我们究竟在害怕什么？难道是害怕如果我们告诉别人真相，别人就会小瞧我们？恐惧会导致疏离。你做得已经足够好了！想要认识到这一点，你就需要走出舒适区。这就像你需要翻一大堆垃圾，才能找到名为"真我"的珍宝。它就藏在那些垃圾底下。正如印度神秘诗人卡比尔所说："神是呼吸之中的呼吸。"如果你觉得"神"这个词很别扭，也可以试试把它换成"爱"。爱是呼吸之中的呼吸。如果有人告诉你，你一辈子都在追寻的东西其实就在鼻子底下，你会不会往那儿看呢？我们早已抵达精神家园，只是还没有意识到而已。多年来，我给很多瑜伽行者做过演讲。每一次，我都会问他们一个简单的问题："瑜伽对你的生活有什么样的影响？"有一个答案是经常出现的。尽管大家还是会被相同的事触动情绪，还是会做出跟练瑜伽之前一样的反应，但情绪平复起来会快很多。这不是说别人触及你的伤口时你不会嫉妒或生气，而是说瑜伽行者能看清连锁反应，能更快地恢复正常。你会变得更快乐，不再那么疲惫。这是我给你的承诺。

∧－∧

对我来说，调息法起到了彻底颠覆的作用。这是一种强大的变革工具，你必须充满耐心、始终如一地练习。2002 年，我开始练习调息法。罗德尼告诉过我，必须全身心投入，否则还不如放弃。我必须严肃对待，因为它不是能浅尝辄止的东西。他建议我定个闹钟，头一年每天只练十分钟。我没有遵从他的教导，有时会花很多时间练习，有时候则不练习。我还擅自跳过了初级的呼吸控制法，直接开始练高级的呼吸收束法。我变得暴躁易怒，极具攻击性，还出现了耳鸣。在做好准备之前就强制练习调息法是很危险的，因为它会直接影响神经系统。罗德尼对我发出了警告，建议我慢慢来，头几个月先观察自己的呼吸，而不是试图控制它。于是，我开始放慢速度，练习时也更加谨慎。

说到调息法，有一个很有意思的故事。艾扬格大师的女儿吉塔·S.艾扬格走到父亲跟前，说："爸爸，我想学调息法。"大师答道："你先去练十年挺尸式，再回来找我。如果你能掌握挺尸式，我就教你调息法。"放松是调息法的关键。

五十多岁的时候，我渐渐学会了知足。伤心的时候，我有勇气放声大哭。想到了有趣的东西，我会毫不掩饰地开怀大笑。去年秋天，我接到一个电话，对方请我在纽约时装周期间给年轻模特们做个演讲，谈谈身体健康和个人形象的问题。那个活动会有媒体在场，其他演讲者都是健康领域的知名专家。我的第一反应是：她们为什么要听我讲？但我马上告诉自己："我能做的，就是讲一讲自己知道是对的东西。"

我在活动现场放眼望去，看见了一百个三十五年前的自己。我告诉年轻模特们，在以外貌和竞争为基础、希望与失望交织的模特界，花点时间练习放松术，集中精力，平稳呼吸，感受放松的身体，能让你和内心世界建立联系，找到真正的内心平静。这种平静和能否签下一份工作毫无关系。与内心建立联系，会让你爱上真实的自己。这种爱超越了外在。

对我来说，每天练习体位法、调息法和冥想，现在比以往任何时候都重要。具有讽刺意味的是，我花了很多年疯狂寻找的东西其实从未遗失。瑜伽不仅仅能让你把双脚搁在脑后（这确实很有趣），还能让你找回自己的本性。瑜伽就像一位经验丰富的好友，无论在什么情况下我都能依赖它——无论是安葬妈妈的遗体，应对癫痫带来的痛苦和失望，还是享受和丈夫一起泡热水澡、共同仰望星空的乐趣。

五十五岁的我，无论是肌肉比例、灵活度还是耐力，都不能跟过去相提并论了。但我知道如何倾听自己的身体，提供它所需要的东西——精力、镇静、力量、灵活度或有氧练习。有时候，好好放松正是寻找平衡的关键。

我喜欢练瑜伽带来的流畅、舒缓的感觉。瑜伽就像一面镜子，让我看见了自己有多滑稽，为此，我深深感激它。当我发现自己在浪费精力试图证明某件事，试图得到外界的认可时，我就会提醒自己照照"镜子"。如果瑜伽课结束后没有一个学生告诉我这节课很棒，我会不会感到失落？会，但这种感觉通常只会持续几分钟。然后，我就会彻底放下。

我爱罗德尼。和他在一起，我既不用担惊受怕，也不用耍花招。我曾经以为，这是不可能做到的。无论是在工作中还是在生活中，我们都说着同一种语言。罗德尼会支持我，鼓励我。最重要的是，他会耐心听我说的话，不但充满尊重，还会认真思考。我相信，他从我身上也得到了同样的支持。

要把我的人生经历整合起来，唯一的方法就是，带着真诚、慈悲和同情，充分活在当下。愧疚、自责和不宽恕是"知足"的巨大障碍。爱能超越任何障碍。这并不意味着障碍会消失，只是你不会再为它们耗费精力罢了。

每天，我都试着用瑜伽揭开一层层外壳。正是这些外壳使我和其他人、和自己的本性疏远了。我努力保持真诚。我不知道所有问题的答案，我会继续探索可能发生的事。当费欧娜·艾波真诚舞动的时候，我被她的勇气深深打动了。我渴望变得像她一样勇敢，拥有像她一样的力量。

尽管我试着变勇敢，但妈妈在世的时候，我还是写不了这本书。她太有自尊心，也太注重隐私了。别人可能会因为我的一些经历对我或我的家人指指点点，这会让她很难受。尽管妈妈2012年就去世了，但我写这本书还是需要先得到她的祝福。我听说纽约州的伍德斯托克有个名叫琼·布鲁特的通灵女，她能通过"阿卡西记录"①跟已逝者的灵魂进行沟通。每年秋天的女性瑜伽静修营刚好在附近举办，我就顺道去见了她。如果有可能和妈妈建立联系，我想试一试。

我和琼见了面，解释说我打算写一本书，讲述自己的生活经历，但需要先得到妈妈的同意。她提了几个问题，然后点了点头。她盯着屋里的一个角落，跟灵魂向导说明了我的愿望。整个过程花了一些时间，但她终于联系上了妈妈。妈妈通过琼对我说："如果我还活着，这会让我很伤心。但现在我看得出，讲述自己的经历对你来说很重要。我知道，这能帮助别人。"她给了我祝福。

接下来，妈妈提到了照顾爸爸的事。她告诉我，照顾爸爸不是我的责任。她说，她经常在睡梦中见他，还教了他一些新的舞蹈动作（这就解释了为什么爸爸那段时间特别嗜睡）。她还说了一些逸闻趣事，听起来很像她的口气。谁知道呢，也许在伍德斯托克的那个房间里，我真的是在和妈妈聊天。无论如何，我觉得确实和妈妈建立了联系。

有了妈妈的祝福，我又去问爸爸。他清了清嗓子："亲爱的，你的经历造就了你。你一点儿问题也没有，没什么可惭愧的。"他还补充了一句："我今年已经八十七岁了，连青香蕉都咬不动了。我很想读到你的书，所以麻烦你赶紧写吧。"

---

① 阿卡西记录中的"阿卡西"一词是由梵语 Akashic 音译而来的，意译为"空间"或"以太"，是一种不可知形态的讯息集合体，据说只有少数进入超验状态的人才能捕捉到。——译者注

∧－∧

每年 12 月，我都会举行一个小小的仪式。我会问自己，新的一年该种下什么样的种子，许下什么样的"新年愿望"，今年的愿望该和前几年一样吗？我去年的愿望是在前院种一棵枫树，用来纪念妈妈。不过，我整整晚了六个月，直到去年夏天才种下那棵树。

我和罗德尼买了一棵美丽的日本枫树，那是妈妈最喜欢的树。那是个美好的夏日，我坐在挖好的树坑旁边，捧着在爱尔兰给妈妈买的念珠，默念"万福马利亚"。念完祷词后，我亲吻了念珠："妈妈，我爱你。"然后，我把念珠扔进了坑里。罗德尼拍了一些照片。后来看照片的时候，我们发现了一些奇怪的东西——念珠上有个绿色的小点。把照片放大后，我们简直无法相信自己的眼睛——念珠的十字架上有一片小小的三叶草。我没法解释是怎么回事，但那肯定是妈妈和我们开的玩笑。在为纪念她而举办的仪式上，妈妈显灵了！罗德尼吓得不轻。照片没有修过，他也没法解释这件事。最后，他耸了耸肩，开了个玩笑："你们这些该死的爱尔兰女巫！"

每天早上，我看着那棵树的时候，都能感觉到妈妈的存在。我轻轻念诵"万福马利亚"的时候，都能感觉到树根和念珠相互缠绕，缓慢地扎进地底深处。我看着秋天枯叶飘落，春天新叶发芽，看着四季一次次循环。

妈妈，你为大树流下的热泪教会了我什么是"真心"。我还是原来那个蜷缩在箱子里看你哭泣的小女孩。但现在，我也成了一位母亲，会站在窗口，看着枫树，探索内心。我知道，当我在这个疯狂而美妙的世界里破浪前行的时候，你会在另一个世界里和我一起哭泣、欢笑、跳爱尔兰踢踏舞。当我们学会知足的时候，世界才会展示出它真正的美。感谢上帝，我在这段旅程中有瑜伽为伴。香提，香提，香提！①

---

① 译者注：通常瑜伽课结束时大家会一起唱诵 OM Shanti Shanti Shanti。Shanti 在梵文里有"和平、平静"等意思，重复三次的意思是"和平归于地界，和平归于空界，和平归于天界"。此处是作者故事的终结，故取音译。

瑜伽体位串联：彻底放松

挺尸式是我最喜欢的瑜伽体式。为了进入那个神秘而奇妙的境界，我会采取不同的方法。我喜欢在身体的不同部位压上重物，缓解自己习惯性的紧张和不安。艾扬格大师说过："现代文明的压力源于神经紧张，挺尸式是针对这一症状的灵丹妙药。"我就是他说的那种人。我喜欢同时做很多件事，脑子总是静不下来，这导致了紧张性头疼。

我最喜欢的放松方式是在额头上搁一只沙袋。头一分钟，我会先呼气，然后稍稍屏息，会从头到脚扫描自己的身体，看哪个部位一直绷得紧紧的。挺尸式让人放下忧虑和期待，充分感受当下。有时，我会感到身体变得无比庞大，无比宽广，无比深邃，毫无负担。

体位法能释放淤积在体内（包括肌肉和骨骼里）的紧张。练习挺尸式的时候，我们能意识到体内更微妙的紧张，在更深的层次释放它们，直到能放下"小我"，也就是我们的自我认知或身份认同。通常情况下，它们会让我们分心，无暇关注自己的内在美。

时刻警醒、保持沉默其实是很难做到的。我们习惯于随心而动，想到什么就做什么。练习挺尸式的时候，我们要在瑜伽垫上安静地躺上几分钟，心无旁骛，感受当下，彻底放松。这时，我们会丢掉武器，卸下盔甲，走出安全区，抛开自负，直面现实。这是与自己亲密接触的最佳时刻。这一刻，我们能感受到真正的爱。

打心底知道自己已经做得够好了，再多的成功或失败都不会改变这一点，能起到深度放松的作用。它会让你全身轻松，头脑清晰，不再心胸狭窄、头脑混乱、胡乱评判，而是变得更加宽容，更懂得爱和慈悲。最终，我们希望能体验到瑜伽的第八支"三摩地"，找到"真我"，与万物相连。你的意识会变成一颗晶莹剔透的宝珠，所有接触你的人都能像照镜子一样看到自己的内在美。唵嘛呢叭咪吽，顶礼膜拜莲花座上的宝珠。愿我们的修行不断打磨宝珠，直到它变为透明，映出真我。

你可以选择下列任何一种体式，保持十到二十分钟，也可以选择好几种体式，每种保持三到七分钟。

挺尸式（1）　仰面平躺，背后垫一条叠起的毯子，厚约一英寸（约二点五厘米）。在左右大腿中间绑一根瑜伽带，保持双腿平行。在大腿根部压一只十磅重的沙袋（具体重量可以自己选择）。使用眼枕，它能让眼球不再乱转，让心灵平静下来。你可以盖上毯子，避免身体热量流失，除非盖上毯子会让你觉得不舒服。在头下面垫毯子能起到镇静作用（艾扬格大师说过，头部不应该搁在坚硬的地面上，免得对神经系统造成损害）。绑瑜伽带能保证双腿不出现过多的内旋或外旋，避免骨盆内部出现紧张。这个体式还有助于保持呼吸均匀，收束盆底肌。大腿上压的重物能固定股骨的位置，让你呼吸得更顺畅。

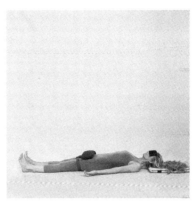

挺尸式（1）

挺尸式（2）　绑住双腿，在膝盖下面垫上抱枕或卷起的毯子。这个体式能拉伸脊椎，放松背部肌肉。

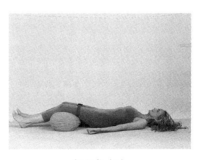

挺尸式（2）

挺尸式（3） 姿势和（2）相同，但去掉大腿上绑的瑜伽带。这能让你进入更熟悉的领域，获得更深层的放松。

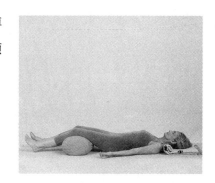

挺尸式（3）

挺尸式（4） 仰面平躺，小腿搁在椅座上。在小腿靠近膝盖的地方压一只十磅重的沙袋。这个体式能拉伸背部。你的小腿通常都是紧绷的，压上重物能让你意识到自己习惯性的紧张，获得更彻底的放松。

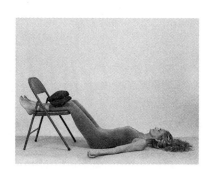

挺尸式（4）

挺尸式（5） 侧卧的挺尸式能起到滋养的作用。身体向右侧卧（如果你是孕妇，请向左侧卧），在头下面垫一条毯子，小腿之间夹一条毯子，抱住一只瑜伽抱枕。

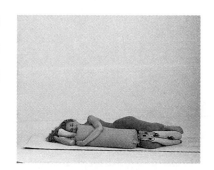

挺尸式（5）

做任何一种挺尸式时，你都可以戴上眼枕，让眼球安定下来。眼球迅速转动的时候，大脑会充满杂念。你也可以在离头顶两英寸（约五厘米）的地方放一块瑜伽砖，在上面放一只沙袋，调整一下角度，使沙袋的另一端压在你的额头上，将前额的皮肤稍稍推向鼻子。这能让你的心灵变得轻松而平静，还有助于缓解头痛。

冥想与唱诵　唱诵"唵嘛呢叭咪吽"九次。然后静坐五分钟。

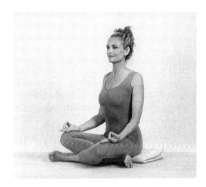

冥想

你需要巨大的勇气，才能冲破"不知足"的思维习惯。

通过练习瑜伽，我们会剥离自己的伪装和保护层。我们会说："不，这不是我！不，那也不是我！"我们会不断选择"放下"，直到只留下最简单、最真实、最完美的本质。通过剥离层层外壳，我们回到最原始的状态。这才是我们真正的样子。做到这一点就足够了！

后记

现在，你已经认识书里这个独一无二的女人了。她就是科琳·欧诺拉·玛丽·泽洛·卡哈尔·瑟依曼·伊。好好看看这个名字吧！我们是该从"科琳"代表的爱尔兰基因说起，还是从"泽洛"代表的意大利血统说起呢？或者，我们也可以说，爱尔兰与意大利混血的结果是一个美艳绝伦、高度敏感、相信直觉、聪慧无比、爱恶作剧的女人。通过中间名"欧诺拉"和"玛丽"可以看出她是天主教徒。看看她的姓氏，你能从那个最不般配的"伊"看出来，我是她的第三任丈夫。不过，我们两个人倒是很般配。所以，请理解我无可救药地爱着、迷恋着这个不羁而自立的女人。下面是我这个枕边人对她的解读。

这位瑜伽行者对身边所有的人都充满同情。一想到她，你的脑海里马上会跳出这些词——美貌、动物本能、愧疚、色彩、音乐、母亲、妻子、姐妹、女儿、老师。她非常真诚，说话直截了当，有时会伤人。有时候，她会为自己说话不经过大脑感到愧疚。说到底，她是个非常关心别人的人。

她能透过层层屏障，看见美和爱的实质。她喜欢纽约的萨格港，因为那里有灿烂的阳光，还有向海岸延伸的绿色田野。她喜欢时尚，每天早晨离开家的时候都像是要登上《瑜伽期刊》封面一样。但她的着装风格很自然，从来不会过犹不及。她能在孩童光滑鲜嫩的脸上看到纯真，也能在老人满是皱纹的脸上看到魅力。她不爱大多数晚宴上肤浅的社交，却爱听人们讲述自己真实的经历。她教瑜伽是为了让人们能说出自己的心声。她爱外在美，也爱内心美。当我们看愚蠢的电视节目时，她宁愿拿起餐盘默默走开。

她的眼睛里闪烁着动物一般的光芒。她的反应比跃过栅栏的小鹿还要快，她的鼻子非常灵敏，一下子就能分辨出鲜花的香味和伪善的臭味。我经常拿她的鼻子开玩笑，担心有朝一日我的体臭会把她吓跑。她第一次告诉我她练过拳击的时候，我丝毫不觉得惊讶，因为她拥有敏锐的观察力和闪电般的反应速度。在重要的商务会议上，她会神游天外。因为她已经看清了每个人的底牌，接下来的事简直太无聊了。大多数情况下，这种动物本能很适合她。但就连伟大的瑜伽大师艾扬格也提醒过她，她从一种状态过渡到另一种状态的速度太快了。

当她转身去穿高跟鞋，把后背冲着你的时候，你会觉得像来到了月亮的背阴面。但很快，她的负罪感会突然爆发出来。她会在半夜惊醒，一遍遍地回想自己的行为可能给你造成的痛苦。她的脑海里总在进行这样的争斗。负罪感是天主教会和妈妈教给她的吗？她常常觉得我是个没有负罪感的浑蛋。但无论如何，这都是她个性的一部分。说来奇怪，我正是因为这一点为她痴狂的。

我们在她位于东汉普顿的大宅里生活了四年，2007年在萨格港买了一栋新房子。那栋房子从建筑到装修都是典型的汉普顿风格，有漂亮的旧式谷仓地板和白色的墙壁。没过多久，科琳就把每个房间的墙都涂成了橙色、红色或金色。她的日常生活里充满了色彩。她很喜欢印度，如果你走进我们的瑜伽馆，就会闻到味道甜甜的熏香，看到五彩斑斓的颜色。在我们家的阁楼上，她收藏的衣服和鞋子也反映了同样的审美。里面有些是著名设计师送给她的，有些是她买来的流行服饰，她觉得它们能激发自己的活力。等她换上最喜欢的运动裤和我的旧T恤后，就会坐在电脑前试听小样，寻找能让自己为之一振的音乐。最能打动她的其实是歌词。她就像个痴迷音乐的青少年，但你会突然发现，她竟然把所有的歌词都背下来了！鲍勃·迪伦是她的偶像。如果我给她写一首情诗，能把她感动成那个样子，我情愿为之付出一切。

其实，是女儿蕾切尔让科琳变成了现在这个样子。为了蕾切尔，她可以付出一切。她也是这样对我的孩子埃文、埃德莎和乔乔的。孩子们一直是她优先考虑的对象。她在孩子们身边永远是全情投入的，这教会了我们所有人该如何真诚地和孩子相处。她有时会说一些令人尴尬的话，我们当时会取笑她，后来才意识到她是唯一敢说真话的人。孩子们崇拜她，什么事都会先跟她商量。她有时会不假思索地批评别人，但总是慈悲为怀。

作为她的丈夫，我有时会想，我上辈子是积了什么德，才有幸遇上了这个女人。常常会有陌生人在机场向她求婚（我很理解什么是嫉妒，也很理解为什么它是破坏内心平静的罪魁祸首）。我们每天都在向彼此发起挑战，但一周七天，一天二十四小时，我们都在对方身边。触碰到对方的时候，我们才觉得自己完整了。她说，她是为了我的嘴唇和双手嫁给我的，外表什么的根本不重要。有时，我们会亲密得惹人发笑。我们常常会有同样的想法，而且异口同声地说出来。为什么我能成为这位幸运儿？是爱尔兰人和中国人一起在美洲大陆分水岭上修铁路结下的缘分，还是我们俩上辈子的因果报应？这些一点儿也不重要，重要的是她印在我脸颊上的香吻。

∧ – ∧

如此重视家庭的她为什么会搬到纽约？我们为什么会留在东区？这表明了她有多么热爱纽约和汉普顿的瑜伽团体。她一直都知道自己会来纽约的。科琳的爸爸妈妈喜欢在城里闲逛，我和科琳空闲的时候也会在小巷里散步。纽约是世界各国人民穿梭往来的十字路口，是无数罗密欧与朱丽叶邂逅的浪漫之地，对科琳来说则是家之所在。

这个女人让我每天都目不转睛，差点扭断脖子，但她真正的头衔是瑜伽教练。我不会轻易提到这个头衔。我说的不是上万小时的练习、结业证书或社会公认的地位，而是一个右手是慈悲、左手是利剑，勇于探索内心的普通女人。

说科琳是一位很有天赋的瑜伽老师，简直是太轻描淡写了。她会给学生调整每个动作，给出精辟的反馈和指导。她会设计独特而美妙的串联动作，把一个个体式有机结合起来，帮助人们摆脱束缚，获得轻松和解脱。自身的痛苦挣扎让她对别人充满同情。有时候，她甚至会熬夜练习能让别人得到解脱的动作。敏锐的直觉使她对学生的指导极为深入。例如，她有个学生动作非常精准，有时显得死气沉沉。科琳意识到她有完美主义倾向，便脱口而出："芭芭拉，早上别整理床铺了！"教室里的每个人都立刻明白了她的意思——这是对完美主义者的最佳纠正方法。后来，芭芭拉再也不整理床铺了。

她对女性有深刻的理解。这使她成了其他女人的领袖和导师，帮助她们寻找内在力量，发出自己的声音。她开放、真诚、包容的态度吸引了不同年龄层次的女性。你走进香提瑜伽馆后，科琳会是个好客的女主人。她会找到一个位置，让你有宾至如归的感觉，即使你的瑜伽垫铺在离她八丈远的地方。

现在，科琳已经放下过去，勇敢地活在当下。她敢于展现真我，敢于赤裸地站在天堂的亮光和地狱的黑暗中。她教瑜伽，是因为她跌倒后爬起来了。她想要安慰我们，告诉我们即使跌倒也没关系，只须接受伤痛，真正过好每一天。我们需要像孩童和初学者一样去思考，去观察，去触摸，去倾听，去嗅闻，去品尝。她教瑜伽，是因为她感受过灵魂的黑暗之处，知道还有更黑暗的所在。她知道自己一无所知，知道装作无所不知并不美。科琳从新的角度再次领会了这一点，并用充满诗意的语言和极具创意的串联动作，教我们理解其中的细微差别。

科琳写这本书，是为了分享能扭转人生的故事，分享能帮你度过每一天的瑜伽智慧。这是一个关于消除业障、剥离伪装的故事。她付出了巨大的努力，不是出于个人的需要，而是被学生、朋友和家人反复劝说的结果。她这段寻找自己声音的旅程，对我们所有人都很有启发意义，能激励我们揭开自己的伪装。我眼前的女人就是科琳，不需要其他名字。

罗德尼·伊

致谢

　　我要感谢许许多多的人，他们帮我把一个模糊而疯狂的念头变成了一本完整的书。首先，我要感谢经纪人埃丝特·纽伯格。她在上完一节瑜伽课后随口问我："想写书吗？"我永远也不会对埃丝特说"不"。我对这个女人的恐惧、爱意和尊重促使我写了这本书。埃丝特是我认识的最真诚的人。她只拥抱自己喜欢的人，从来不说自己不认同的话。但只要你赢得了她的心，她就会是你认识的最亲切、最温柔、最慷慨的人。在我看来，她是典型的瑜伽行者。

　　感谢我爸爸尼克·泽洛，他对妈妈的爱教给了我爱和奉献。感谢我聪明、疯狂、有趣的兄弟马克、乔、尼克、埃德和约翰，他们帮我保持了谦虚和真诚。感谢佩吉，我可爱的姐姐，她总会在我需要的时候说出我想听的话。佩吉，感谢你一直觉得我是个好妹妹，尽管我其实做得糟糕透顶。我希望你能知道，你对我来说有多么特别！

　　感谢我所有的瑜伽老师，从我的第一位老师南希·维尼克，到吉瓦穆克提瑜伽的莎朗·甘农和大卫·赖夫，再到温柔的理查德·罗森，还有我的毕生挚爱罗德尼·伊，他们教给了我很多东西，激励我每天练习并继续探索。

　　感谢香提瑜伽的全体教员，是他们让这个瑜伽馆永葆青春。感谢丽莎·奥尔森，我们的经理（不仅仅如此），她用一颗慈悲心欢迎每个走进教室的人。感谢我的朋友和香提瑜伽的老师们，帕德玛·巴瑞歌、崔西·戴奇、史蒂夫·易顿、海蒂·米歇尔·福金、斯泰西·哈斯勒、莎拉·哈尔威尔、埃里卡·哈尔威尔、卡里·哈仁多尔夫、珍妮·胡达克、莉亚·金尼、乔伊斯·英格兰德·利维、希瑟·里尔斯顿、斯蒂芬妮·里瓦卡瑞、亚历克斯·麦克劳克林、乔治娜·麦克尼夫、凯利·莫里斯、希拉里·奥芬博格、埃里克·佩蒂格鲁、布拉德·汤普森和米腾·温赖特。感谢你们每天开班授课，让香提瑜伽始终引领风潮。

感谢我的好朋友、心理学家、瑜伽行者、萨格港当地的哲学家兼政治家罗比·斯坦因，谢谢你百忙之中抽空来我家喝茶，帮助我从西方心理学的角度看瑜伽教学。

感谢我的模特同事唐·加拉格尔，感谢你跟我一起去印度为特蕾莎修女做义工，感谢你在火车上救了我的命！

感谢这本书耐心的读者和编辑，崔西·戴奇和嘉莉·施耐德，她们像熟悉瑜伽体式一样熟悉这本书的语言和结构。感谢理查德·罗森，他是当代最有智慧也最敏锐的瑜伽学者和老师。

感谢我的朋友、学生、老师和过去十五年里的合作伙伴唐娜·凯伦。你是我认识的最有创意、最慷慨的人。你在我需要笑容的时候让我开怀大笑，在我需要流泪的时候让我放声大哭。我爱你！

感谢阿特里亚出版社的出色团队，朱迪斯·库尔、莱斯利·梅雷迪思、唐娜·洛夫朵、珍妮弗·魏德曼、杰西卡·钦、保罗·迪皮里托、帕蒂·巴什、珊迪·门德尔松和丽莎·希姆博尔。感谢你们为这本书奉献的技巧和创造力，感谢你们把它从四十页的提案变成了现在我们手里的这本书。

感谢罗德尼和我的孩子们——蕾切尔、埃文、埃德莎和乔乔。在我写作、抱怨、拖延、放弃、重新来过的这一年里，他们一直陪在我身边。他们认为我的经历值得一写，这对我来说意义重大。孩子是我们最好的老师！

最后，感谢我最好的朋友、爱人、老师和最棒的丈夫罗德尼·伊。

在写这本书的过程乃至我的一生中，没有比罗德尼更支持我的人了。罗德尼认真读过我写的每一个字。他指导我完成了书里所有的瑜伽图，督促我做战士一式的时候把前胸挺得更高，做战士二式的时候把膝盖压得更低。在长达一年毫无间断的写作过程中，他经常给我和合著者苏珊·里德煎蛋饼和墨西哥玉米薄饼。他还是旧金山东区最棒的咖啡师（和泡茶师傅）。当我沮丧万分，想要放弃时，他让我继续坚持下去。当我癫痫发作时，他紧紧抱着我，帮我熬过了最艰难的时光。他一直是我坚强的后盾。我原本以为，写这本书会对我们的关系有负面影响，但其实它让我们变得更亲密了。罗德尼，你这辈子是离不开我了。我爱你！

科琳·瑟依曼·伊

纽约萨格港，2015 年

资料来源

照片

泽夫·斯塔尔·坦博尔提供：封面照片、第 50 和 70 页照片、封底照片、所有瑜伽体式照片

詹姆斯·罗素提供：前插、第 20、134、172、202 页照片

林恩·科尔曼提供：第 36、88、120、154、228、242 页照片

罗宾·瑟依曼提供：第 104 页照片

马克·泽洛提供：献词页、第 4 页照片

时装

唐娜·卡伦提供：封面上的连衣裙和科琳的婚纱

大卫·李提供：科琳的弹力紧身瑜伽服

引用许可

开篇页：《凯绥·珂勒惠支》，作者穆里尔·鲁凯洋。转载经 ICM Partners 公司许可。

第 37 页：《人格发展》，《荣格全集》第一卷。版权 ©1954 年 波林根基金会，纽约州纽约市。转载经普林斯顿大学出版社许可。

第 51 页：摘自《宽恕即金钱》，选自企鹅出版物《礼物》，作者哈菲兹，译者丹尼尔·拉蒂斯基。版权 ©1999 年 丹尼尔·拉蒂斯基，引用经其许可。

第 71 页：摘自《我就是那》，版权 ©1973 年 尼萨伽达塔·马哈拉吉。转载经北卡罗来纳州达勒姆市的橡树出版社许可。

第 89 页：摘自《坚不可摧》，作者拉萨尼·雷阿。版权 © 拉萨尼·雷阿，引用经其许可。

第 105 页："静默的果实是祈祷"，版权 © 特蕾莎修女。转载经 SLL/Sterling Lord Literistic, Inc 版权代理公司许可。

第 121 页：摘自《给青年诗人的信》，作者赖内·马利亚·里尔克，译者斯蒂芬·米切尔。翻译版权 ©1984 年 斯蒂芬·米切尔。引用经企鹅兰登书屋旗下的兰登书屋许可。版权所有。

第 173 页：摘自《空》，选自《鲁米：通往灵魂之桥》，作者科尔曼·巴克斯。

图书在版编目（CIP）数据

遇见瑜伽，遇见最好的自己 ／（美）科琳·瑟依曼·
伊著；王岑卉译. —— 海口：南海出版公司，2018.1
　ISBN 978-7-5442-8548-3

　Ⅰ. ①遇… Ⅱ. ①科… ②王… Ⅲ. ①瑜伽-基本知
识 Ⅳ. ① R793.51

中国版本图书馆 CIP 数据核字（2016）第 254619 号

著作权合同登记号　图字：30-2016-096

YOGA FOR LIFE:A Journey to Inner Peace and Freedom
by Colleen Saidman Yee with Susan K. Reed
Copyright©2015 by Colleen Saidman
Simplified Chinese translation copyright©(2017) by ThinKingdom Media Group Ltd.
Published by arrangement with Atria Books,a Division of Simon & Schuster,Inc.
through Bardon-Chinese Media Agency
ALL RIGHTS RESERVED

遇见瑜伽，遇见最好的自己
〔美〕科琳·瑟依曼·伊 著
王岑卉 译

出　　版　南海出版公司　（0898）66568511
　　　　　海口市海秀中路 51 号星华大厦五楼　邮编 570206
发　　行　新经典发行有限公司
　　　　　电话（010）68423599　邮箱 editor@readinglife.com
经　　销　新华书店

责任编辑　李玉珍　姜应满　罗　元
策　　划　好读文化
装帧设计　所以设计馆
内文制作　一鸣文化

印　　刷　北京文昌阁印刷有限公司
开　　本　710 毫米 ×1000 毫米　1/16
印　　张　17.5
字　　数　250 千字
版　　次　2018 年 1 月第 1 版
印　　次　2018 年 1 月第 1 次印刷
书　　号　ISBN 978-7-5442-8548-3
定　　价　58.00 元